JN012119

「ちょっと血糖が高いね」から「糖尿病です」まで

血糖値について気になることを言われた人やその家族に落ち着いて読んでほしい本を

糖尿病ケアプラス編集委員会 編

長年医療者向けの専門誌をつくってきた糖尿病ケア＋がつくりました

MC メディカ出版

はじめに

　みなさんは、「血糖が高い」「糖尿病」という言葉に、どのようなイメージをもっていますか？

　「目が見えなくなり、足を切ることになる」「悪化すると注射を打つことになる」「薬を使わなくても治る方法がある」……などさまざまだと思います。関連する情報はたくさん発信されていますが、そのなかには正確なものに加え、残念ながら不正確なものもあります。

　本書は、長年医療者向けに情報を発信してきた『糖尿病ケアプラス』という専門誌が、「血糖が高い」「糖尿病です」と言われたあなたとその家族のためにつくりました。いつも誌面で取り上げている医療的に正しい情報に加え、「患者さんによくなってほしい」「医療者とチームを組んで治療を続けてほしい」という思いを込めました。

　本書では、はじめに「血糖が高い」「糖尿病です」とはどのような状態なのか、どうすれば血糖がよくなるのかを解説し、その後、食事や運動の実践方法をはじめ、薬やサプリメント、健康食品との付き合い方や、日常生活の困りごとへの解決方法を提案しています。最初から順番に読んでも、気になっている項目から読んでも構いません。読んだ後は、ぜひその内容を一つでもよいから実行してみてください。

　本書を手にしたみなさんが、落ち着いて血糖と付き合っていけることを願います。

2022年7月

糖尿病ケア⁺編集委員会

目　次

第 1 章　ここまでわかった「血糖が高い」ことの脅威

第 2 章　血糖値とはどのように付き合うべきなのか

「ちょっと**血糖**が高いね」から 糖尿病です」まで

血糖値
について気になることを
言われた人やその家族に
落ち着いて読んでほしい本

第1章 第2章 第3章 第4章 第5章 第6章

第5章 薬、サプリ、冠婚葬祭…こんなときどうする?

第6章 医療者の気持ちも知っておこう

執筆者一覧

せいのひろあき **清野弘明**	せいの内科クリニック 院長／ 糖尿病ケアプラス編集委員長	第1章
ほそいまさゆき **細井雅之**	大阪市立総合医療センター 糖尿病内科 部長／ 糖尿病・内分泌センター長／ 糖尿病ケアプラス編集委員	第2章、 第5章4〜5
ふじもとひろき **藤本浩毅**	大阪公立大学医学部附属病院 栄養部 主査／ 糖尿病ケアプラス編集委員	第3章
いがきまこと **井垣　誠**	公立豊岡病院組合立豊岡病院 リハビリテーション技術科 副科長／ 糖尿病ケアプラス編集委員	第4章
むとうたつや **武藤達也**	名鉄病院 薬剤部長／ 糖尿病ケアプラス編集委員	第5章1〜3
みずのみか **水野美華**	原内科クリニック／京都大学大学院医学研究科／ 糖尿病看護特定認定看護師／ 糖尿病ケアプラス編集委員	第5章6〜7
ひごなおこ **肥後直子**	京都府立医科大学附属病院 看護部 糖尿病看護認定看護師／ 糖尿病ケアプラス編集委員	第6章

ここまでわかった「血糖が高い」ことの脅威

1 「血糖が高い」とはどのような状態？

「血糖」とは

　ヒトが生きていくためには、脳、心臓、腎臓、肝臓などのすべての臓器が、しっかりとその役目を果たさなければなりません。

　歩く、話す、深く考える……など、脳がはたらくためには、脳細胞の栄養となるブドウ糖がいつも脳に運ばれなければなりません。脳にブドウ糖を運ぶ役割をするのは血液です。血液が心臓から血管を通って脳へ供給されることで、ブドウ糖が脳に栄養を与えて脳が活動できるのです。つまり、ブドウ糖が血管という道路を通って運ばれることで、脳細胞は活動でき人間は生きているのです。

　血管中の血液に含まれるブドウ糖は「血糖」と呼ばれます。血液中の血糖の濃度を表しているのが「血糖値」です。血糖値は「mg/dL」という単位で表現されます。

○低血糖昏睡と高血糖昏睡

　この血糖値が、極度に低くなる病気があります。そうなると、脳にブドウ糖の栄養が供給されなくなり、脳がはたらかなくなってしまいます。血糖値が30mg/dL以下になると意識が消失し、低血糖昏睡となります。昏睡とは、揺り起こしても呼びかけても反応せず、痛みにも反応しない状態です。昏睡状態が継続すると、死亡してしまうこともあります。

　意識消失のために救急車にて救急外来に搬送される患者を診察すると、意識消失が起こる病気の鑑別（種々の病気を除外して的確な診断をすること）を必要とします。たとえば、くも膜下出血は脳動脈瘤から脳への出血が起こり、これが毒となり脳の障害を来すため意識消失となります。くも膜下出血は、脳のコンピュータ断層撮影（CT）検査をすると、特徴的な出血の画像があるためすぐに診断がつくのです。

　また、同じ意識消失であっても、採血による血液検査の結果、血糖値が

10mg/dLであれば低血糖昏睡と診断されます。血糖は生命維持に不可欠な物質なのです。ただし、血糖値は低いときだけ意識がなくなるわけではありません。高血糖でも、意識が消失してしまい、救急車で病院に搬送されます。私は、血糖値が1,980mg/dLで意識の消失した患者を治療した経験があります。この高血糖状態では、ブドウ糖が利用できず、血管のなかにブドウ糖がどんどんあふれ出していきます。なんでも中庸（過不足なく調和がとれていること）が大切なのかもしれません。

○空腹時血糖値と食後血糖値

　さて、この血糖値は「空腹時血糖値」と「食後血糖値」に分けて表現されます。

> 朝食前の空腹時血糖値は100mg/dL以下が正常で、食後血糖値は食事をとると増加しますが、140mg/dL以下が正常です。

「血糖値が高い」だけでは問題ない？

○医療者とそのほかの人たちとのあいだにある誤解

　「血糖値が高い」ことは、医療者からみるとたいへんなことなのですが、一般的には「血糖値が高いのは、ただ高いだけで病気ではない」と思われていることが多いような気がします。医師が、「血糖値が高く、糖尿病です」と説明するのですが、説明しても「血糖値がただ高いだけで、問題はない」ととらえられることがあります。このため、医師や医療スタッフは、糖尿病についてくわしく説明して、みなさんにできるだけ速やかに治療をし、治療を継続してほしいと思っています。

○持続的に血糖値の高いことが問題となる

　一度の採血で血糖値を測定し、朝食前の空腹時血糖値が126mg/dL以上であると血糖値が高いということになります。ただし、一度の採血はそのときの血糖値を示すだけで、実際には持続的に血糖値が高い場合が問題となります。この「持続的に血糖値が高いかどうか」は、ほかの血液検査をすることでわかります。

○HbA1cとは

　血液中には、酸素を運ぶ役目をしている赤血球があります。赤血球には酸素と結合するヘモグロビン（Hb）というたんぱく質があり、全身へ酸素を運んでくれます。このヘモグロビンの一部は、血液中のブドウ糖と結合してヘモグロビンA1c（HbA1c）になります（55ページ参照）。血液中のヘモグロビンのうち、ヘモグロビンA1cになった割合を測定した値がHbA1cで、単位は％で表されます。

　血液中のブドウ糖が高い状態（血糖値が高い状態）が続くと、HbA1cも高くなります。赤血球の寿命は120日間であるため、HbA1cには、採血直前の1ヵ月間の血糖値が50％、その前の1ヵ月間の血糖値が25％、さらにその前の2ヵ月の血糖値が25％影響しています。このため、「HbA1cは約2ヵ月前の平均の血糖値です」と医療者は患者に説明しています。つまり、昨日の食事に注意したからといって、翌日のHbA1cが改善することはありません。

HbA1cの正常値は4.3〜5.8％です。

「血糖値がちょっと高め」の段階から注意が必要

　医師が「血糖値が高いから糖尿病です」と説明するときには、あらかじめ採血した時点での血糖値とHbA1cの値から、その人が糖尿病なのか、正常なのか、あるいはその中間なのかを判断しています。中間の状態は「境界型」と呼ばれます。これは糖尿病と正常の境界という意味で、俗にいう「糖尿病予備群」です。この予備群の場合に「血糖値がちょっと高め」という表現で説明する医師がいます。しかし、この「ちょっと高め」とは、安心できる値ではないのです。

　「ちょっと高め」といわれた人は、食事・運動に気をつける必要があります。また、必要なときは定期的に通院し、食事・運動について説明してもらい、糖尿病にならないような生活をしていくことが大切です。

　また、予備群では血液中の血糖値を低下させる唯一のホルモンであるインスリンが高値となる人がいます。このような人は、ほかの疾患への注意も必

表1 糖尿病の診断

①「空腹時血糖値が126mg/dL以上」「随時血糖値（食後血糖値を示す）が
　200mg/dL以上」「HbA1cが6.5％以上」のいずれかを示す。
②別の日にも、上の3点のいずれかが確認できる。

要です。高血圧症、脂質異常症（高脂血症）や高尿酸血症をはじめ、心臓や脳の血管が細くなって心筋梗塞・脳梗塞（糖尿病大血管症、大血管障害）になる人もいるため、定期的な管理が必要です。ですから、「血糖値が少し高めですね」という言葉を聞いたら、将来の糖尿病大血管症への注意や、現時点でもっているほかの疾患を治療することが大切なのです。

糖尿病の診断

　糖尿病は、表1の場合に診断してよいことになります。

　たとえば、健康診断で空腹時血糖値が148mg/dLだった人が、再検査で診察に来たときに食後血糖値243mg/dL、HbA1c 7.6％だった場合、糖尿病と診断することになります。

　ただし、すでに高血糖の症状（のどがすごく渇く、何度も水やお茶やジュースを飲む、頻回に尿が出る）がある状態で病院を受診した場合に、糖尿病を疑って採血し、随時血糖値が425mg/dL、HbA1c 11.3％であった場合、1回の検査値でも糖尿病だと診断します。

血糖値の高い状態が続くと……？

○トイレの回数が増え、のどが渇くという悪循環

　高血糖状態が持続すると、血管内のブドウ糖が過剰となり、たくさんのブドウ糖が腎臓を通って尿に出されます。このため尿量が増え、一日中、何回もトイレに行くようになります。さらに血糖値が高くなると、睡眠中に数回から数十回尿意を覚え、寝た気にならない状態となり、病院を受診する場合もあります。また、尿が多く出るため身体が脱水状態となり水分を多く欲し

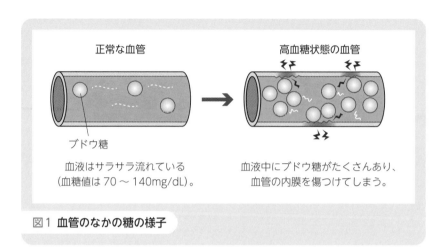

正常な血管　　　　　　　　　　高血糖状態の血管

ブドウ糖

血液はサラサラ流れている　　　　血液中にブドウ糖がたくさんあり、
（血糖値は 70 〜 140mg/dL）。　　血管の内膜を傷つけてしまう。

図1 血管のなかの糖の様子

ます。そこで水を飲むのならまだよいのですが、ブドウ糖入りのスポーツド
リンクやジュースを飲むとさらに血糖値が上昇して糖尿病の症状が悪化し、
さらに口が渇き、水分が欲しくなるという悪循環を起こしてしまいます。

○**インスリンが減少し、作用しなくなる**

　この高血糖の状態では、食事の栄養を全身に運んでくれるインスリンとい
うホルモンが少なくなります。すると栄養が利用できず、血管内にブドウ糖
が蓄積していきます。あるいは、インスリンが分泌されても効かなくなって
しまい、同様に臓器に栄養が運ばれず血糖値が上昇します。

　インスリンが極端に低下すると、ブドウ糖が体内で利用できず、高度に血
糖値が上昇し、血糖値が1,000mg/dL以上となることもあります。この状態
では、全身の臓器に栄養であるブドウ糖がゆきわたりません。そうすると身
体は、体内の脂肪を分解してできた遊離脂肪酸を臓器の栄養とします。遊離
脂肪酸が過剰になるとケトン体（脂肪酸からつくられ、飢餓時にエネルギー
として用いられる化合物）が発生します。すると、極度の脱水とケトアシド
ーシスという病態を生じ、意識が消失し昏睡となります。

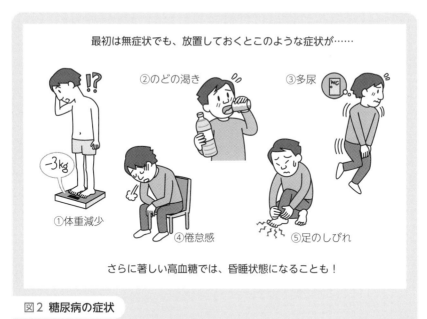

図2 糖尿病の症状

高血糖状態の問題点

　ヒトが生きていくためには、ブドウ糖を利用してエネルギーをつくる必要があります。このブドウ糖が利用できないと、血管のなかにブドウ糖があふれてしまいます。血管のなかにたくさんのブドウ糖があふれる状態を「高血糖」と呼びます。正常な血糖値は70〜140mg/dLで、これ以上に増えると「高血糖状態」となります（図1）。

　高血糖状態では、ブドウ糖が各臓器で利用できませんし、さらに尿に多数のブドウ糖が押し出されるため（浸透圧利尿）、身体が低栄養状態となります。このため、高血糖の人は栄養を補給しようとブドウ糖の含まれたものをたくさん摂取するようになります。甘いものやジュース、スポーツドリンクを大量に摂取することもあるのです。すると、ブドウ糖が血管にさらにあふれる悪循環に陥ります。

以上のように、高血糖状態では身体に必要なブドウ糖を利用できなくなるため、体重が減少していきます。ブドウ糖が血液に多くあると、血管のなかが高浸透圧となり、脳の渇中枢にはたらき、口渇感と多飲・多尿といった症状が出るわけです。また、栄養が利用できないため、ひどい倦怠感が起こります（図2）。なかには、高血糖により神経が強いダメージを受け、両足先がしびれたり、こむらがえりを起こすこともあります。

　高血糖を治療することによって、これらの症状は改善します。しかし、数年間にわたり、ある程度の高血糖状態が続くと、全身の血管が傷つき、生活の質をひどく悪化させる「糖尿病合併症」が起こるのです。

（清野弘明）

2 血糖値が高い状態を放置しておくと……？

全身の血管が傷つき、合併症が起こる

　血糖値が高い状態（糖尿病）が持続すると、身体のなかの細い血管（細小血管）と大きな血管（大血管）が傷ついていきます。しかも、ゆっくりゆっくりと傷ついていくため、高血糖状態の本人には自覚症状がほとんどありません。

　血糖値を良好にすれば、血管の傷ついていく状態を改善できる場合があります。しかし、あまりにも血管が傷つき、障害の程度が強度になると、血糖値を良好にしても障害を受けた血管や臓器がもとの状態に戻らない場合があります。

○細小血管症

　高血糖による細小血管の障害を「細小血管症（細小血管障害）」といいます。代表的なものに糖尿病網膜症、糖尿病性神経障害、糖尿病性腎症の3つがあり、古くから「糖尿病の三大合併症」といわれています。神経、眼、腎臓が悪くなるため、頭文字をとり「し・め・じ」と覚えましょう（図3）。

○大血管症

　一方、大血管の障害は「大血管症（大血管障害）」といいます。大血管症の代表的なものに、脳血管、心血管、足の動脈の3つの大きな血管が傷つき閉塞することで起こる脳梗塞、心筋梗塞、下肢閉塞性動脈硬化症があります。脳梗塞と心筋梗塞はすでにご存じの人もいると思いますが、下肢閉塞性動脈硬化症からは下肢壊疽が起こってしまいます。大血管症では、壊疽の「え」、脳梗塞の「の」、心筋梗塞・狭心症の「き」をとり「え・の・き」と呼んで説明しています。これらの大血管障害も、突然症状が現れます（図3）。

　たとえば、脳梗塞は急に脳内の血管が閉塞して脳組織にブドウ糖や酸素が行かなくなることで脳障害を来します。脳の障害された場所により、言葉が出なくなったり（失語）、左右片方のどちらかの手足が動かなくなります（片

し	神経障害		**え**	壊疽
め	網膜症（眼の障害）		**の**	脳梗塞
じ	腎症		**き**	心筋梗塞・狭心症

➡糖尿病の細小血管症（細小血管障害）　➡糖尿病の大血管症（大血管障害）

図3 「しめじ」と「えのき」

麻痺）。血管の閉塞は突然起こりますので、前ぶれのような症状はほとんどありません。

糖尿病網膜症

○急に視力が低下する？

　糖尿病網膜症が高度に進展して増殖網膜症となり、牽引性網膜剥離が起こり著明な視力低下に至る場合もあります。糖尿病網膜症の場合、今まできちんと見えていた人でも、眼底に硝子体出血という大出血が起こることで、「急に天井から赤黒い膜が下りてきて見えなくなった」というような表現の視力低下に至ります。

○早期から定期的な眼科検査が必要

　このような状況から、糖尿病網膜症といわれる状態はほとんど気づかれずに進行し、急に視力低下が起こってしまうことがわかります。そのため、定期的に眼底検査を眼科で実施してもらう必要があります。

　日本糖尿病眼学会は『糖尿病眼手帳』を作成しています。この手帳に眼科医が眼底の状態を記載し、内科との連携を行っているのです。内科医にとっても、眼の状態は全身の血管の状態を把握するために重要です。具体的には、糖尿病網膜症があると心筋梗塞を起こしやすいという報告があるため、注意が必要だということを内科医に教えてくれます。

　残念なことに、網膜症が進行した段階で血糖を良好にしても、視力が回復する場合は少ないのです。網膜症は、高血糖状態ですぐに起こるわけではないのです。

○網膜症は3段階で進行する

　糖尿病網膜症は3つの段階からなり、①単純網膜症、②増殖前網膜症、③増殖網膜症と進行していきます。

　単純網膜症は、高血糖状態が10年前後続くと出現する眼底の血管の変化で、眼底の毛細血管にこぶ（毛細血管瘤）や点状出血、斑状出血が出てきます。この時点でも視力は問題ありません。

　さらに高血糖状態が3〜4年続くと増殖前網膜症となり、細い血管の血流が悪くなり、網膜無血管野（血流がない場所）が出てきます。そうすると、この場所から血流を補おうと新しい血管（新生血管）が出てきます。この新生血管が細く脆いため出血しやすいのです。新生血管が破綻（破れる）と、硝子体出血となり、かなり視力が低下します。

　新生血管が出てこないようにする治療法が、網膜光凝固術（レーザー治療）です。血管が閉塞している部分をレーザーで凝固することにより、網膜症の進行を阻止することができます。ただし、この治療で視力が少し低下する場合があります。適切な治療の時期を逃さないためには、眼科で定期的に眼底検査を行う必要があります。

○血糖、血圧の管理と禁煙が重要

　糖尿病網膜症を発症・進展させないためには、血糖コントロール（HbA1c 7.0％未満）と血圧の管理も重要です。

> 血圧は収縮期血圧130mmHg以下、拡張期血圧80mmHg以下が糖尿病の人の目標値です。

　また、喫煙は網膜の血流を悪化させるため禁煙も重要です。

　眼底検査を行う一応の目安を表2に記載しました。網膜症の状態、また血糖コントロール状態などにより眼底検査の頻度は異なります。

表2 眼科での眼底検査の目安

網膜症なし	半年か1年に1回
単純性網膜症	3ヵ月から6ヵ月
増殖前網膜症	1ヵ月から3ヵ月
増殖網膜症	2週間から1ヵ月

糖尿病罹病期間や血糖コントロール状況により検査間隔は異なる。

糖尿病性神経障害

　高血糖により全身の神経がダメージを受けます。全身の神経は、感覚神経・運動神経・自律神経に分けられます。また、神経は末梢神経と中枢神経に分けられます。末梢神経には、冷たい・熱い・痛いなどの感覚をつかさどる感覚神経と、手足の筋肉を動かす運動神経があります。

○高血糖性神経障害

　高血糖状態で両下肢のしびれ・疼痛が出てくる「高血糖性神経障害」という病態があります。高血糖ニューロパチーともいわれ、血糖値が高いと末梢神経に急激にソルビトールという物質がたまることから起こります。これは一時的な神経の障害で、治療によりソルビトールの急激な蓄積が起こらなくなると、しびれ・痛みは改善します。つまり一過性のものです。

○感覚神経障害

　糖尿病の薬を使用し、外来の通院を続けて1年ほど血糖値が改善していた人が、「仕事が忙しい」などの理由で通院を中断してしまうことがあります。しかし、そのまま高血糖状態を5年前後放置してしまうと、神経障害が起こってきます。

　神経障害では、まずは感覚神経が障害されます。また、神経細胞内の糖代謝異常により神経が変性し、神経に栄養を与える栄養血管の障害で血流が悪

化することで神経脱落も起こってしまいます。身体の末端ほど血流が悪くなり、長い神経ほど障害を受けやすいため、糖尿病神経障害は足先からはじまり、しかも両下肢に発生します（片方の足だけに起こるしびれ、疼痛は、腰椎症などの整形外科的疾患から起こることが多いため注意が必要です）。

　感覚神経障害を発症した患者の訴えはさまざまです。たとえば、両下肢の先端のしびれ感、冷感、痛み、異常知覚（不快感、布を足の先に巻いているような感じ、スリッパをいつも履いている感覚、蟻が足のうらを這っている感じ……）などがあります。

　高血糖状態がさらに続くと、このしびれは足先から膝へと身体の中心部に向かい、さらに両手指もしびれる場合があります。これは糖尿病性神経障害の陽性症状ともいわれ、神経がはたらいて機能しているために出てくる症状です。さらに感覚神経障害が進行すると陰性症状となり、これらのしびれや冷感、痛みなどは消失してきます。この状態は非常に危険で、画鋲を踏んでも痛みを感じない状態となり、糖尿病性壊疽（下肢が腐る）の基盤となります。

　また、その後感覚神経障害よりも遅れて運動神経障害が起こります。足首を動かす運動神経が障害されたり、高度の障害のある人は大腿部の筋肉（大腿四頭筋）まで痩せて歩行困難となることもあります。

○自律神経障害

　次に糖尿病性自律神経障害について説明します。自律神経とは自分の意志で動かすことのできない神経です。たとえば心臓の神経は、自律して活動しており心臓を収縮させ全身に血液を送り出しています。心拍は自分の意志で速く動かしたり遅くすることはできないのです。

　自律神経はさまざまな臓器で活躍しています。胃腸の内臓神経は、食物が入れば胃腸で栄養を消化し吸収するために自律神経が活動します。しかし高血糖状態が長期に続くと胃腸の自律神経が障害され、生活に難渋するほど頑固な便秘や、１日中トイレにいないといけないほどの下痢を来す場合があります。このような便秘と下痢をくり返す人を何名か診療したことがありますが、たいへんな病態と自律神経障害の過酷さを実感しました。

表3 神経障害性疼痛の治療薬の一例

一般名	販売名
プレガバリン	リリカ®
ミロガバリンベシル酸塩	タリージェ®
デュロキセチン塩酸塩	サインバルタ®

　また、心臓の自律神経障害が起こると、急に立ち上がったときに立ちくらみを起こしてしまいます。これを起立性低血圧と呼びます。さらに膀胱に神経障害が出ると尿失禁（無抑制膀胱）などが起こります。自律神経障害を発症させないためには、血糖コントロールを良好にしておくことが大切です。

○**神経障害の治療**

　糖尿病性神経障害の治療は、血糖コントロールと、肥満がある場合は肥満の是正も大切です。

　神経障害の原因であるポリオール代謝異常を改善させる薬剤として、アルドース還元酵素阻害薬（ARI）があります。また、有痛性神経障害と呼ばれる両下肢の疼痛で不眠になる人がいますが、その治療薬には表3のようなものがあります。

○**神経障害では足先のケアも重要**

　神経障害のために足先が痛みや熱さなどを感じなくなると、足にけがややけどをしても、痛みがないため放置してしまうことがあります。すると下肢潰瘍となり、足組織が腐り壊疽になります。壊疽で細菌が骨まで入ると、生命維持のために足を切断しなければならなくなります。下肢潰瘍や壊疽にならないために、糖尿病の人、とくに神経障害のある人は毎日足を観察し、足趾（足の指）を洗って清潔に保ち、乾燥があれば保湿効果のあるクリームで手入れするなどの必要があります。さらに高血糖の人は、足趾の間に白癬（水虫）があることも多く、注意が必要です。

神経障害で筋肉萎縮や足趾の変形が起こると、胼胝（たこ）や鶏眼（うおのめ）といった足皮膚の障害も起こります。そのため、毎日足を観察し、異常があればすぐに病院を受診し治療することで、足を切断の危機から救いましょう。

糖尿病性腎症

○腎症は何が問題ですか？

高血糖状態が20年以上続き、高血圧を合併していると、腎臓の組織が障害され尿をつくれなくなります。尿が出ないために顔面や下肢に浮腫（むくみ）を来し、ひどい場合は胸に水がたまり（胸水）、息切れがして呼吸困難となる場合もあります。

腎臓は血液を濾過し、きれいな血液にするはたらきもあります。このはたらきが悪くなると血液に毒がたまり、食欲不振、倦怠感、血圧上昇などを起こし、生命に危険がおよぶ場合もあります（尿毒症）。このような状態（腎不全）では、尿の毒と体内にたまった水分を出す透析療法という治療が必要になります。維持透析といい、1日おきに病院で4時間前後の透析を受けなければなりません。

わが国の透析の原因疾患の第1位が糖尿病性腎症です。毎年1万5千人前後の人が糖尿病から透析を導入され、現在、糖尿病性腎症で透析を受けている人は13万人弱います。1日おきの病院受診はたいへんだといつも思いますし、1人にかかる医療費も高額です。このため、日本医師会、日本糖尿病学会、厚生労働省の3つの組織が連携し、糖尿病患者の腎症の発症・進行を予防しようという「糖尿病性腎症重症化予防プログラム」という政策があります。

○腎症はなぜ起こる？

高血糖状態が12年前後続くと、尿に小さなたんぱく質が漏れ出します。この小さなたんぱく質は微量アルブミンと呼ばれます。微量アルブミンは3ヵ月から4ヵ月に1回、尿で検査をすることが推奨されています。

微量アルブミンが30mg /g・Cr以上、2回継続して尿に出ると、「微量アルブミン尿陽性」と判断されます。これを「糖尿病性腎症第2期」といいます。

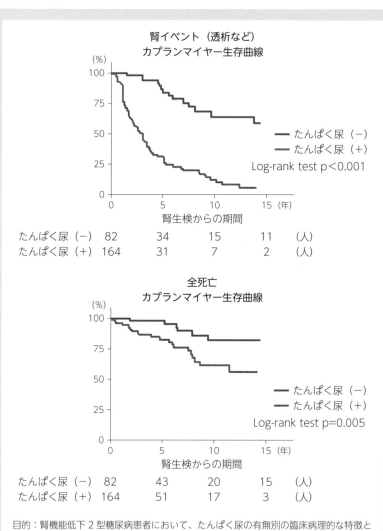

腎イベント（透析など）
カプランマイヤー生存曲線

たんぱく尿（−）
たんぱく尿（＋）
Log-rank test p＜0.001

腎生検からの期間

たんぱく尿（−）	82	34	15	11 （人）
たんぱく尿（＋）	164	31	7	2 （人）

全死亡
カプランマイヤー生存曲線

たんぱく尿（−）
たんぱく尿（＋）
Log-rank test p＝0.005

腎生検からの期間

たんぱく尿（−）	82	43	20	15 （人）
たんぱく尿（＋）	164	51	17	3 （人）

目的：腎機能低下2型糖尿病患者において、たんぱく尿の有無別の臨床病理的な特徴と
　　　腎予後および全死亡に関する情報を究明する。
対象：腎生検を行いフォローアップデータがあるeGFR60未満の2型糖尿病患者526例。
方法：年齢、性別、糖尿病罹病期間、ベースラインeGFRで調整したプロペンシティス
　　　コアマッチングによりたんぱく尿によるCKDの進展（ESRD、eGFRの50％低下、
　　　血清クレアチニン値の倍化）、全死亡の影響を検討した。

図4 たんぱく尿と腎症進展および全死亡の関係（文献1より引用）

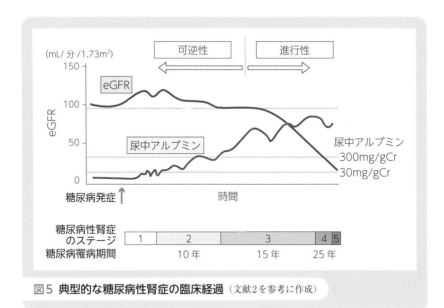

図5 典型的な糖尿病性腎症の臨床経過（文献2を参考に作成）

第2期から高血糖・高血圧が継続すると、3年前後で大きなたんぱく質が漏れ出る「腎症第3期」となります。

日本人の成績では、腎症第3期となっても血糖と血圧管理がうまくいかないと、約10年で80％の人が透析導入となります（図4）[1]。尿にたんぱくが出ることが腎臓のはたらきを悪化させていきます。尿にたんぱくが出現して、約5〜10年以上血糖と血圧管理が不十分だと、腎臓の血液を濾過するはたらきを表す数値である推算糸球体濾過量（eGFR）が30mL/分/1.73m^{2}以下となります。この状態を「腎症第4期」といいます。eGFRは年齢とともに低下しますが、正常値は60mL/分/1.73m^{2}以上です。年余にわたる典型的な腎症の臨床経過を図5[2]に示します。

糖尿病性腎症の原因は、高血糖による腎臓の細胞内代謝異常（たとえば酸化ストレス）と高血圧（糸球体高血圧）の2つです。腎臓を悪化させないためには血圧の管理（糸球体高血圧の是正）が重要で、レニン-アンジオテンシン阻害薬（RAS阻害薬）という降圧薬が腎臓保護作用を有することがあきら

かとなっています。また、糖尿病治療薬ではGLP-1受容体作動薬とSGLT2阻害薬に尿たんぱく減量効果と腎保護効果が報告されています。そのため、糖尿病性腎症を有する場合にはこれら2剤による治療が推奨されています。

大血管症

大血管症は、冠動脈疾患（狭心症、心筋梗塞）、脳血管障害（脳梗塞、脳出血）、末梢動脈疾患があり、動脈硬化症を基盤として発症します。糖尿病に特有の疾患ではありませんが、高血糖状態は血管の内皮障害を起こすために大血管症の発症進展の強い危険因子となります。

これら3つの動脈硬化症は、高血圧、脂質異常症（高脂血症）、加齢、肥満が原因となります。糖尿病の人にこれらの疾患が合併することも多く、糖尿病以外の管理（血圧管理、コレステロール管理、中性脂肪管理、肥満の是正）が必要です。糖尿病は高血糖とインスリン抵抗性（高インスリン血症）が血管内皮障害を介して動脈硬化症を発症・進展させます。そのため、メタボリックシンドローム（メタボ）を基盤とした高血糖・糖尿病では、1人の人のなかに危険因子がたくさんあることになります。

これらの大血管症は突然発症しますので、定期的に心電図や頸動脈エコーなどで動脈硬化の有無と程度を把握し、必要なときに専門家へ紹介してもらうことも必要です。たとえば、心電図で冠動脈硬化症を疑う波形を認めた場合、さらにくわしい検査が必要となるため、循環器内科の専門医へ紹介してもらいましょう。

（清野弘明）

3 痩せていても血糖値が高いという不思議

本当に「生活習慣」だけが問題？

過食・運動不足から糖尿病になる人もいます。いわゆる「生活習慣病」という概念ですが、すべての糖尿病患者に当てはまるわけではないのです。

ある痩せ型の患者が、診察室で私に話した内容を思い出します。その人は「私は食事も気をつけているしジムで運動もしている。体重も肥満ではなく理想体重です。それなのに生活習慣病といわれるのは納得がいきません」と話しました。私は、「生活習慣病という概念は、生活のなかでいろいろな習慣に気をつけると病気にならないという注意喚起をする概念です。痩せた人や理想体重の人で、生活や食事、運動、睡眠に気をつけていても、遺伝的な背景から糖尿病になることがあります」と説明しました。

実際に糖尿病の遺伝因子は多数解析されていますが、2型糖尿病は多因子遺伝のため、多数の糖尿病候補遺伝子を有すると、体重に関係なく糖尿病を発症します。たとえばTCF7L2という転写因子（遺伝子に結合するたんぱく質）において、TCF7L2の変異は膵臓 β 細胞のインスリン分泌に影響することが報告されています。ですから、痩せていても高血糖になる場合があります。両親が糖尿病だと、30〜40歳代で、痩せ型でも糖尿病になる人がいるのです。

血糖値はなぜ上がる？ インスリンのはたらき

血糖値が高くなる原因は、血糖値を下げる唯一のホルモンであるインスリンの異常です。インスリンは膵臓の β 細胞から分泌されます。 β 細胞はインスリンをつくる工場だと考えることができます。この工場で、インスリンをつくる能力や、必要に応じてインスリンを分泌する能力、いわゆるパワーがしっかりしていれば問題なく、高血糖にはならないのです。この工場は、食事からのブドウ糖を栄養と認識し、瞬時に全身に運んでいくためにインスリ

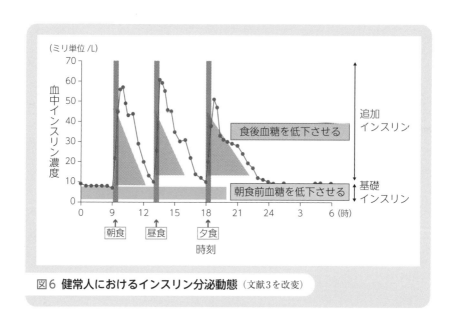

（ミリ単位/L）

血中インスリン濃度

食後血糖を低下させる

追加インスリン

朝食前血糖を低下させる

基礎インスリン

朝食　昼食　夕食

時刻

図6 健常人におけるインスリン分泌動態（文献3を改変）

ンを分泌します。この機構に異常があると、高血糖になってしまいます。

　工場では、大きく分けて2つの機構からインスリンが分泌されます。1つは
グルコース応答性のインスリン分泌です。これはブドウ糖（グルコース）が
腸管から吸収されることで、それに応じた（グルコース応答）インスリン分
泌が起こるもので、インスリンの惹起経路といわれます。もう1つの機構は
インスリン増幅経路です。腸管に栄養が吸収されることが刺激となり、腸管
の細胞からインクレチンというホルモン（GIPとGLP-1）が分泌されます。こ
れら2つのインクレチンは膵臓のβ細胞という工場にはたらきかけ、インス
リン分泌を起こします。

　2型糖尿病の問題として、この工場のはたらきが弱いことと、工場の数が
足りないことがあげられます。

　インスリン分泌は、「基礎インスリン」と「追加インスリン」に分けて考え
られます。図6 [3]に1日のインスリン分泌を示します。基礎インスリンは、
1日中分泌されるインスリンで、肝臓にはたらき空腹時血糖値を70〜
100mg/dLにしています。また、追加インスリンは食事のたびに分泌される

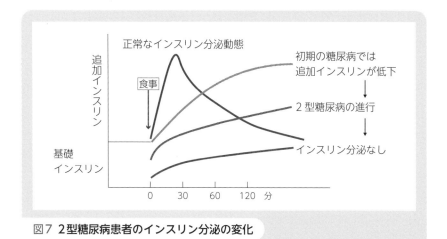

図7　2型糖尿病患者のインスリン分泌の変化

インスリンで、食後血糖値を140mg/dL以下に制御しています。

インスリンの追加分泌と血糖制御

　インスリンは肝臓・筋肉・脂肪細胞の３つの臓器で血糖をエネルギー源とし蓄え、血液中の血糖を低下させます。肝臓・筋肉・脂肪細胞にはインスリンの受容体（インスリンが結合する部位）があり、受容体にインスリンが結合することで、ブドウ糖が肝臓・筋肉・脂肪細胞に取り込まれます。

　食事をすると、腸管（小腸）から栄養が取り込まれ、炭水化物はブドウ糖となり門脈という血管に運ばれていきます。運ばれたブドウ糖は膵臓のβ細胞という工場に到達し、インスリン分泌を刺激します。インスリンとブドウ糖は肝臓へ向かい、インスリンの作用によりブドウ糖の約50％前後が肝臓に取り込まれます。その後、全身の筋肉・脂肪細胞に残りのブドウ糖が取り込まれ、グリコーゲンとして蓄えられます。筋肉が動く際にグリコーゲンが分解され、筋肉のエネルギー源になります。

　この領域のどこかに異常があると血糖値が上昇します。たとえば膵臓のβ細胞のグルコース応答性インスリン分泌（ブドウ糖に反応してインスリンが分泌すること）に異常があると、インスリンの出方が悪く血糖値が上昇しま

す。肝臓の疾患、たとえば肝硬変になると、肝臓で食後にブドウ糖が取り込まれず食後血糖値が上昇します。これらの病態を理解すると、痩せ型の人でも、インスリン分泌が悪く糖尿病になることがあるとわかります。この場合は、インスリン分泌促進系の薬やインスリン製剤を用いた治療が必要です。

インスリン分泌の変化

インスリン分泌の異常は3段階で変化していくと考えられます。糖尿病の罹病期間が長期になるにつれ、インスリン分泌は低下してしまいます。

糖尿病の初期にはインスリンの追加分泌が軽度に低下し、食後血糖値が上昇します。高血糖状態が10年継続すると、今度は基礎インスリン分泌が低下し、さらに追加分泌も低下します。さらに20年ほど高血糖が継続すると、基礎と追加の両方のインスリン分泌が、ともに著明に低下していくと考えられます（図7）。

（清野弘明）

4 メタボから血糖値が高くなるの？

メタボとは

　メタボはメタボリックシンドロームの略語で、内臓脂肪の蓄積から起こる病態です。肥満には、内臓脂肪型肥満と皮下脂肪型肥満があります。

　内臓脂肪型肥満は、内臓、とくに腸管周囲に脂肪が蓄積し、臍部周囲（おへそ周囲の部分）が大きくなります。内臓脂肪型肥満は、腹部の診察をすると腹部・臍部から下腹部が膨れ、腹部の触診では弾力のために腹部が押しきれない状態です。一方、皮下脂肪型肥満は、皮下脂肪のみでやわらかく触診しやすいです。そのため、腹部の視診・触診で内臓脂肪型肥満か否かの鑑別がある程度可能です。

　内臓脂肪型肥満を基盤に、ウエスト周囲径が基準以上（男性85cm以上、女性90cm以上）で、糖代謝異常、脂質代謝異常、高血圧症のうち2つ以上を併発した状態をメタボリックシンドロームと呼びます（表4）[4]。

メタボではインスリンの効果が発揮できなくなる

　内臓脂肪は肥大化した脂肪細胞からなります。肥大化した脂肪細胞からは「炎症性サイトカイン」と呼ばれる TNF-α（腫瘍壊死因子）やIL-6などが分泌されます。さらに肥大化した脂肪細胞の周囲には免疫細胞のマクロファージが集積し、マクロファージからも炎症性サイトカインが産生されます。その結果、インスリンがその効果を発揮できない状態になります。

　また、「善玉アディポサイトカイン」であるアディポネクチンの分泌も低下し、インスリンのシグナル（情報）伝達が抑制されることでインスリンの血糖降下作用が弱くなります。これを「インスリン抵抗性」と呼びます。

　たとえば、骨格筋にインスリンが作用すると、糖を取り込む道であるGLUT4というたんぱく質が筋肉の細胞膜上に多数現れ、ブドウ糖を筋肉細胞内に取り込みます。このため血糖値は上昇しません。ところが内臓脂肪が蓄積する

表4 メタボリックシンドローム診断基準 （文献4より）

腹腔内脂肪蓄積	
ウエスト周囲径　　　　男性≧85cm 女性≧90cm （内臓脂肪面積　男女とも≧100cm²に相当）	
上記に加え以下のうち2項目以上	
高トリグリセライド血症 and/or 低HDLコレステロール血症	≧150mg/dL ＜40mg/dL
収縮期血圧 and/or 拡張期血圧	≧130mg/dL ≧85mg/dL
空腹時高血糖	≧110mg/dL

と、肥大化脂肪細胞と周囲のマクロファージからTNF-αが分泌され、インスリンが筋細胞に作用してもインスリンのシグナル（情報）が細胞内に伝わらず、GLUT4が筋細胞表面に出てこなくなります。インスリンの作用がブロックされるため、糖を取り込むことができずに血管内にブドウ糖があふれ高血糖状態となります。さらに高血糖を改善しようと膵臓β細胞はインスリンを分泌させ、血液中に通常以上のインスリンがある状態となり、高インスリン血症となります。　以上の現象から、インスリンがたくさんあるにもかかわらず糖尿病となる糖代謝異常をひき起こします。

　また、インスリンは脂質にも影響するため、インスリンの効果がなくなると脂質代謝異常も起こります。脂質代謝に重要な酵素（リポプロテインリパーゼ）の活性が低下し、中性脂肪が高くなり（高中性脂肪血症：高TG血症）、善玉コレステロールが減少します（低HDL-C血症）。

　インスリンが高値だと、腎臓に作用してナトリウム（塩分）の再吸収を促進し、一緒に水分も再吸収することで循環血漿量が増加し血圧が上昇します。また、高インスリンは中枢（脳）にはたらき交感神経を活性化させます。交

表5 肥満症に伴う11疾患

①耐糖能障害（2型糖尿病、耐糖能障害）
②脂質異常症
③高血圧
④高尿酸血症・痛風
⑤冠動脈疾患：狭心症・心筋梗塞
⑥脳梗塞：脳血栓症
⑦脂肪肝：非アルコール性脂肪肝炎
⑧月経異常
⑨睡眠時無呼吸症候群（SAS）・肥満低換気症候群
⑩整形外科疾患：変形性膝関節症
⑪肥満関連腎臓病

感神経が活性化すると、緊張したときや戦わなければならないときに分泌されるホルモンが出ます。このホルモンが、血管を収縮させ血圧を上昇させます。さらに高インスリンは、レニン-アンジオテンシン系という血圧を上げるホルモンの増加をまねき血圧が上昇します。

　糖代謝異常を有している人（血糖値の高い人）が脂質異常症（高脂血症）や高血圧も合併すると、動脈硬化が進行し大血管症の発症率が高くなります。

メタボを放置するとどうなるか

　メタボを放置すると、異所性脂肪（皮下脂肪、内臓脂肪以外の脂肪）の蓄積による脂肪肝の影響もあり、基礎インスリンの効果が低下して空腹時血糖値が高くなってきます。空腹時血糖値が高くなると食後血糖値も増加します。これらの高血糖状態は、膵臓 β 細胞のインクレチン受容体発現を低下（ダウンレギュレーション）させるため、インクレチンによるインスリン分泌も低下します。このような高血糖状態が継続すると、インスリンをたくさん分泌していた工場が疲弊し、インスリン分泌が徐々に低下して、肥満からの2型糖尿病となります。

　2型糖尿病は大きく分けて、メタボを介した「肥満2型糖尿病」と、理想体

重や痩せ型でも遺伝的背景から糖尿病になる「非肥満2型糖尿病」の2つに分類されます。

　肥満症からは、たくさんの疾患が出てきます。11個の疾患（**表5**）をあげました。肥満を解消すると、これらの疾患がなくなったり軽快する人もいます。

（清野弘明）

5 糖尿病と血圧は関係あるの？

糖尿病と血圧の関係

　糖尿病の約60％に高血圧症が併発します。これは、糖尿病ではない人の約2倍の頻度です。血圧は、心臓の1回の血液の拍出量と血管の末梢抵抗の積（かけ算）で表されます。

○肥満2型糖尿病で血圧が上がる理由

　糖尿病がメタボから発症した場合には、前述のようにインスリン抵抗性からの高インスリン血症となります。すると、以下の3つの要因を介して高血圧を発症します。

　第1に、インスリンは腎臓でナトリウム（Na）を再吸収する作用があり、さらに水分の吸収も増えます。そのため、体内の循環血漿量が増加し血圧を上昇させます。心臓の1回の血液の拍出量が増加することになるからです。

　第2に、インスリンは高値になると、中枢にはたらき交感神経を活性化します。また肥満では高レプチン血症になります。レプチンは脂肪細胞から分泌されるホルモンで、肥満を抑制します。レプチンもインスリンと同様に交感神経を活性化します。交感神経の活性化からも、心拍出量の増加と血管収縮による末梢血管抵抗の増大が起こり血圧が上昇します。

　第3に脂肪組織ではアンジオテンシノーゲンという物質の発現が亢進し、アンジオテンシンⅡという物質も増加します。このレニン-アンジオテンシン系の活性化は、血管を収縮させることになり血圧が上昇します。

○腎症で血圧が上がる理由

　糖尿病性腎症になると、腎臓から血圧を上げるホルモンが分泌されて血圧が上昇します。それと同時に、腎機能の低下から血液濾過機能が低下し、血液量が増えて血圧が上昇します。

○肥満と夜間高血圧

　肥満では睡眠時無呼吸症候群（SAS）を合併することが多いです。SASで

は夜間低酸素血症のため交感神経が活性化し、夜間血圧の低下しないノンディッパーとなります。健常人では、夜間は血圧が低下します（ディッパー）。夜間血圧が低下しない人は、心筋梗塞・脳梗塞が多いことが証明されています。

糖尿病における血圧管理の重要性

　高血圧は糖尿病性腎症の発症と進展に関与します。血圧が高いと腎臓での糸球体に圧がかかります。これは糸球体高血圧をまねき、腎症発症の1つの原因となります。降圧薬のレニン-アンジオテンシン阻害薬（RAS阻害薬）は腎症の発症・進展を抑制することが証明されています。この薬剤が全身の血圧低下に加え、糸球体高血圧の是正にも関与するためです。

　高血圧は網膜内血管にも影響し、網膜症の進行を加速します。この2つの細小血管症の発症・進行抑制に、血圧管理はとても重要なのです。

　また、高血圧は動脈硬化を促進します。健常人と比較すると高血圧症で約2〜3倍、脳血管疾患や狭心症・心筋梗塞の発症頻度が増えます。糖尿病でも血糖コントロールが不良の場合は、約2〜3倍動脈硬化症が進行します。さらに糖尿病と高血圧症が合併すると約6倍、脳血管疾患や狭心症・心筋梗塞の発症頻度が増えます。大血管症予防のためにも血圧管理は重要です。くり返しになりますが、糖尿病の人の血圧目標値は130/80mmHg以下です。

（清野弘明）

6 血糖値ともの忘れの深い関係とは？

血糖値が高いと認知症になりやすい

糖尿病の人は、健常人と比較し、アルツハイマー型認知症が約1.5倍、血管性認知症が約2.5倍起こりやすいと報告されています。

アルツハイマー型認知症とは、高齢者の認知症の原因としてもっとも頻度の高い神経変性疾患です。また血管性認知症は、脳動脈硬化症（脳梗塞や脳出血）などの後遺症、脳組織の障害で起こります。

糖尿病が影響する認知症は、以下のように発症します。

①動脈硬化や脳の小さな血管（ラクナ）の梗塞などによる血管病変。

②高血糖による酸化ストレス、たんぱく質の糖化でつくられる終末糖化産物（AGEs）による脳障害。

③肥満によるインスリン抵抗性が、インスリンシグナル伝達障害をもたらしアルツハイマー型認知症の促進につながる。

認知症を予防するには

糖尿病の人が認知症にならないために大切なことを表6に示します。

そのほかに、運動は脳の健康にもとてもよいことが知られています。運動をすると、脳の海馬領域で脳由来神経栄養因子の発現量が増加し、海馬の容

表6 認知症を予防するために

● 血糖コントロールを良好にする
● HbA1cを7.0％未満にする
● 肥満の場合には、インスリン抵抗性を海馬領域で改善するために、食事・運動療法で減量する
● 血圧を管理し、130/80mmHg以下にする

積が増大します。海馬は認知症に関与する脳領域であるため、海馬の容積が増えて萎縮が抑制されると、認知症の発症抑制になりますし、認知症改善効果も期待されます。

　また、糖尿病治療では、低血糖を来す薬剤（スルホニル尿素［SU］薬、速効型インスリン分泌促進薬［グリニド薬］、インスリン製剤）による重症低血糖が起こると、認知症の発症が高まることが報告されています。重症低血糖には注意が必要です。

（清野弘明）

7 血糖値が高いと、がんになると聞いたけれど……

高血糖とがんの関係

　糖尿病患者の死亡の１番の原因は、悪性新生物（がん）です。これは、日本糖尿病学会の「糖尿病と癌に関する委員会報告」にて報告されています。糖尿病患者45,708例の死亡診断書で死因を解析した結果、死因で１番多い疾患が悪性新生物（38.6％）でした。この報告では、がんの部位も調査しており、日本人では糖尿病のない人に比較し肝臓がんが2.0倍、膵臓がんが1.9倍、大腸がんが1.4倍増加していました。また、国際的な糖尿病患者の発がんリスクを表7 [5] に示します。このように、糖尿病では糖尿病ではない人に比較してがんの発現リスクが高いことが報告されています。なぜ、糖尿病ではがんが多いのでしょうか。

　高血糖により体内のたんぱく質は変性し、糖化たんぱく質ができます。この変化から長い時間が経過すると、高血糖の記憶であるAGEs（終末糖化産物）が産生され、遺伝子に作用しがんの発症に影響します。また、高血糖自体ががんの発症に影響することや、高血糖による酸化ストレスが細胞の遺伝子に変異をおよぼす可能性も示唆されています。

がんを予防するために

　それでは、糖尿病患者ががんを発症しないためにできることは何でしょうか。それは、血糖コントロールを良好に維持することです。血糖値が良好であれば、がんの原因となる高血糖や高血糖による酸化ストレスがなくなりますし、先ほど説明した高血糖の記憶の一つであるAGEsも少なくなります。さらに、肥満糖尿病の人は、肥満の是正もがん発症予防に重要であることが解明されています。

　定期的ながん検診も大切です。国民健康保険加入者は、市町村の保健所か

表7 国際的な糖尿病患者の発がんリスク （文献5を参考に作成）

部位	健常人と比較した発症率
肝臓がん	2.50倍
子宮がん	2.10倍
膵臓がん	1.82倍
腎臓がん	1.42倍
大腸がん	1.30倍

らがん検診や特定健診の案内が届くと思います。ぜひこれらの検査を受けましょう。病院やクリニックに通院している人も検査を受けることができます。ぜひ活用してください。女性であれば乳がん検診、子宮がん検診も受けることができます。また、社会保険加入者は職場での健康診断を年1回受けましょう。健康診断にがん検診が少ない場合には、かかりつけ医に相談し、必要な検診をしてもらうことも必要です。糖尿病では膵臓がん、肝臓がんも多いため、腹部超音波検査（エコー）も定期的に受けておくとよいかと思われます。

　なによりも、糖尿病で血糖管理することはがん予防にも重要です。

（清野弘明）

8 血糖値が高いと、足が弱り転びやすくなるの？

高血糖は足の筋肉や骨を弱くする

　高血糖状態が続くと、両下肢の筋肉が萎縮し、足の骨ももろくなります。一方で、ヒトは年齢とともに、筋肉量が低下し骨がもろくなります。ですから、糖尿病の人が高齢になると、血糖コントロールが不良な場合、年齢的な変化に加えて高血糖による変化で筋肉量が減少し筋力が低下します。

サルコペニアとフレイル

　全身の筋肉量が減少して筋力が低下し、さらに身体機能が低下することをサルコペニアといいます。サルコペニアになると活動力が低下し、さらに筋萎縮がすすみ、転倒しやすくなります。

　また、フレイルというものもあります。これは日本老年医学会が提唱した言葉で、筋力の低下や心身の活力低下（気力の低下、認知機能の低下）など精神・心理面や社会的な衰弱が含まれます。

　高血糖状態では、筋肉細胞でのたんぱく合成が低下し筋肉が萎縮しやすいことが証明されています。また、血糖コントロールが不良だと、サルコペニアの有病率が高いことも証明されています。

　筋肉はインスリンにより糖を取り込む臓器であるため、筋肉が萎縮するとさらに血糖値が上昇します。糖尿病で血糖コントロールが不良な状態でサルコペニアを併発すると、さらに悪循環に陥ります。

　サルコペニアの簡単な見分け方の一つに「指輪っか法」というものがあり、サルコペニアの危険度がわかります。自分の両手の親指と人差し指で輪っかをつくり、利き足ではないふくらはぎの太い部分を軽く囲みます。このときに、指とふくらはぎに隙間ができると、サルコペニアの危険度が高くなります。

　日本人では、高齢の2型糖尿病患者が痩せると死亡率が高くなることが証

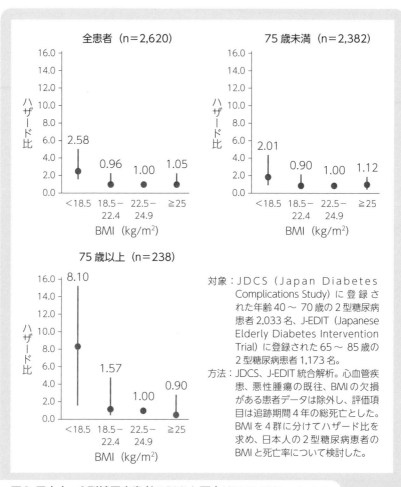

全患者（n＝2,620）

ハザード比

2.58
0.96
1.00
1.05

BMI（kg/m²）
<18.5 18.5〜22.4 22.5〜24.9 ≧25

75歳未満（n＝2,382）

ハザード比

2.01
0.90
1.00
1.12

BMI（kg/m²）
<18.5 18.5〜22.4 22.5〜24.9 ≧25

75歳以上（n＝238）

ハザード比

8.10
1.57
1.00
0.90

BMI（kg/m²）
<18.5 18.5〜22.4 22.5〜24.9 ≧25

対象：JDCS（Japan Diabetes Complications Study）に登録された年齢40〜70歳の2型糖尿病患者2,033名、J-EDIT（Japanese Elderly Diabetes Intervention Trial）に登録された65〜85歳の2型糖尿病患者1,173名。

方法：JDCS、J-EDIT統合解析。心血管疾患、悪性腫瘍の既往、BMIの欠損がある患者データは除外し、評価項目は追跡期間4年の総死亡とした。BMIを4群に分けてハザード比を求め、日本人の2型糖尿病患者のBMIと死亡率について検討した。

図8 日本人、2型糖尿病患者のBMIと死亡リスク（文献6より引用）

明されています（図8）[6]。そのため、サルコペニアの発症を抑制することが大切です。

高齢者はたんぱく質摂取と運動が重要

筋肉の萎縮を防ぐには、栄養と運動が大切です。栄養に関しては、高齢の

糖尿病患者では、目標体重あたり1.2〜1.5kgのたんぱく質摂取が必要です。

　たとえば、75歳、身長165cmで農作業をしている人の目標体重を68kgとすると、たんぱく質は80g前後が必要です。また、筋肉をつくるアミノ酸であるロイシンを多く含むたんぱく質（鶏むね肉、牛や豚の肩ロース、さけ、たら、大豆製品など）をとることも必要です。

　さらに運動療法を組み合わせることで、筋肉の萎縮を予防できます。筋力トレーニング、有酸素運動、バランス運動などを組み合わせて行うことが大切です。

（清野弘明）

引用・参考文献

1）Yamanouchi, M. et al. Nonproteinuric Versus Proteinuric Phenotypes in Diabetic Kidney Disease : A Propensity Score-Matched Analysis of a Nationwide, Biopsy-Based Cohort Study. Diabetes Care. 42（5）, 2019, 891-902.

2）渡邊乃梨子ほか. 糖尿病性腎症. 京都府立医科大学雑誌. 126（10）, 2017, 685-95.

3）Heise, T. et al. Rapid and long-acting analogues as an approach to improve insulin therapy : an evidence-based medicine assessment. Curr. Pharm. Des. 7（14）, 2001, 1303-25.

4）メタボリックシンドローム診断基準検討委員会. メタボリックシンドロームの定義と診断基準. 日本内科学会雑誌. 94,（4）, 2005, 794-809.

5）Renehan, A. et al. Linking diabetes and cancer : a consensus on complexity. Lancet. 375（9733）, 2010, 2201-2.

6）Tanaka, S. et al. Body mass index and mortality among Japanese patients with type 2 diabetes : pooled analysis of the Japan diabetes complications study and the Japanese elderly diabetes intervention trial. J. Clin. Endocrinol. Metab. 99（12）, 2014, E2692-6.

第 2 章

血糖値とは
どのように
付き合うべきなのか

1 血糖値は変わらないのが理想的？

通常、血糖値は70〜140mg/dLの範囲内で調整されている

　第1章でも解説しましたが、「血糖値」とは、血液中に含まれている「ブドウ糖（グルコース）」の量を示すものです。通常、10時間以上の絶食のあと早朝に空腹のまま採血した血糖値は110mg/dL未満が正常です。正常であっても、血糖値が100〜109mg/dLでは将来糖尿病に進展するリスクがあるため「正常高値」とされています。食後の血糖値は、食べる炭水化物（ご飯、パン、いも類、めん類などの主食や、糖分を含むおやつなど）の量によって変わりますが、ほぼ140mg/dLまでが正常範囲内です。逆に「低血糖」とは、血液中のブドウ糖濃度が通常70mg/dL未満の状態とされます。

　健常な人では、どれほど大量に食べても血糖値は140mg/dL以上にならないように、逆にどれほど飢餓が続いても血糖値は70mg/dL未満にならないように制御されています。

血糖値を保つしくみ

　ブドウ糖は細胞のエネルギー源であり、ブドウ糖がないと生物は生きていけません。ブドウ糖は食事から補給しますが、食事をとれない状態が数日続いても、血糖値は0にはなりません。あらゆる生物は、血糖値を一定の範囲内に制御できるしくみをもっています。ヒトの場合は70〜140mg/dLの範囲内に調節されています。また、生命維持のために身体が必要とするエネルギー量を「基礎代謝」と呼びます。基礎代謝のエネルギーは脳で20％、肝臓で21％、筋肉で22％、そのほか心臓、腎臓などで消費されています。

　夜間や食間などの空腹状態では、肝臓にグリコーゲン（キャラメルでおなじみの江崎グリコの社名の由来です）として蓄えられている糖分がブドウ糖となり、血糖値を一定に保ちます。それでも糖分が不足するときは、脂質やたんぱく質からブドウ糖を新生し、空腹時でも低血糖にならないように血糖

値を保ちます。

　食事をしたときは、食物内の炭水化物は消化管で消化されてブドウ糖となり、吸収され血糖となります。血糖値が上がると膵臓からホルモンのインスリンが分泌され、ブドウ糖は細胞のなかへ取り込まれていきます。そうやって細胞にエネルギーを運ぶのです。ブドウ糖は、肝臓でグリコーゲンに変換されて蓄えられたり、一部は筋肉や脂肪組織にも取り込まれることで、血糖値が上昇しないように制御されています。

低血糖になると……

　もし低血糖になってしまうと、いちばんはじめにダメージを受ける臓器は脳です。一般的には、血糖値が60mg/dL前後まで下がると低血糖症状が出現します。はじめは発汗、空腹感、手先の震えが起こり、続いて頭痛、傾眠、意識混濁や異常行動が起こり、さらには意識消失、けいれん、昏睡に至り、最後は脳死といった状態になってしまいます。

　そのようにならないために、身体のなかには血糖値を上昇させる作用のあるアドレナリン、グルカゴン、グルココルチコイド、成長ホルモンなどのホルモンが備わっています。これらのホルモンを「インスリン拮抗ホルモン」と呼びます。血糖値が60mg/dL近くに下がると、副腎や膵臓からインスリン拮抗ホルモンが分泌され、血糖値を上昇させて正常値に保とうとします。

高血糖になると……

　もし高血糖になってしまうと、急性期ではやはり脳にダメージが起こります。血糖値がおおよそ300mg/dL以上（時には600～800mg/dL以上）になり、高浸透圧高血糖状態や糖尿病性ケトアシドーシスといった状態になると、突然、意識混濁や昏睡状態になってしまいます。高血糖であるということは、血管内の血液中にはブドウ糖があふれていますが、インスリンの作用が不足しているため、細胞内にはブドウ糖は取り込まれておらず、細胞ではエネルギー欠損状態になっています。まっさきに脳細胞がダメージを受けて意識消失を起こすわけです。

高血糖の慢性期では、高血糖により血管に障害が起こってきます。すると、まずはじめに、血管の最内面にある内皮細胞がダメージを受けます。腎臓、眼球の網膜、神経に分布する血管（細小血管）がダメージを受けることによって、腎症、網膜症、神経障害といった糖尿病3大合併症がひき起こされます。あるいは、脳血管、冠動脈、下肢動脈に障害が起こることにより（いわゆる動脈硬化）脳卒中、虚血性心疾患、末梢動脈疾患、足壊疽といった合併症を起こしてしまいます（17ページ参照）。

　そうならないために、膵臓からはインスリンが分泌され、消化管からはGLP-1（グルカゴン様ペプチド-1）やGIP（グルコース依存性インスリン分泌刺激ポリペプチド）といったインクレチンホルモンが分泌され、血糖値を低下させようとはたらきます。

＊　＊　＊

　このような急性期、慢性期の障害を起こさないために、血糖値はどのような状態でも70〜140mg/dLのあいだに保っておくことが理想です。

（細井雅之）

2 気づいていないだけ？ 「隠れ高血糖」の秘密

隠れ高血糖とは

　健常人と糖尿病の人との1日の血糖変動を比べると（図1）[1]、初期の糖尿病の人の多くは、空腹時血糖値は正常ですが、食後血糖値が140mg/dLを超えています（図1b）。インスリンの分泌が不足したり、インスリン抵抗性のために作用不足になってくるため、食後高血糖が起こるのです。このころが、「隠れ高血糖」といわれる時期です。この段階では、食後血糖値を測定しないと、高血糖が起こっていることがわかりません。そのため、「隠れ高血糖」といわれているのです。

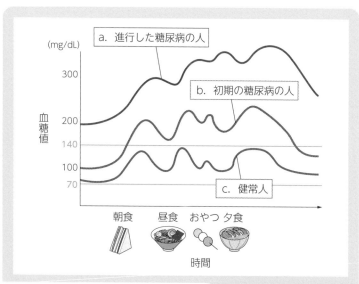

図1 1日の血糖変動（文献1を参考に作成）

初期の糖尿病では空腹時の血糖値は正常だが、食後の血糖値が140mg/dL
以上になる。糖尿病が進行すると、空腹時血糖も上昇して126mg/dL（糖
尿病型と判定される値）を超えてしまう。

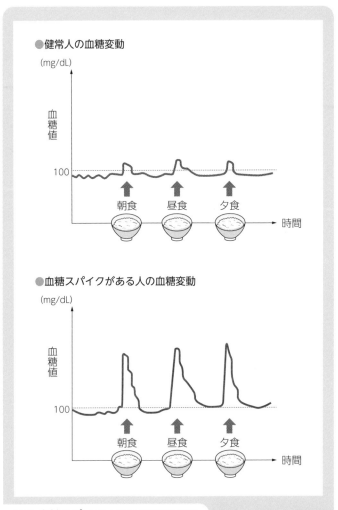

図2 血糖スパイク（文献1を参考に作成）

食後の血糖曲線がスパイク（大釘）状に急上昇するものを指す。とくに炭水化物をとった後に急上昇することが多い。急激な血糖変動が、血管内皮細胞を傷害しやすいといわれている。

　食後高血糖の状態が数年続くと、さらにインスリンの作用不足が進行し、やがて空腹時の血糖値も上昇してくるようになります（図1a）。こうなると、慢性高血糖による合併症（網膜症、神経障害、腎症）をひき起こしてしまいます。

血糖スパイクとは

　食後に血糖値が急上昇し、空腹時に低下するという変動を「血糖スパイク」と呼びます。血糖スパイクは血管の内皮細胞を障害させて炎症を起こし、動脈硬化とそれによる脳卒中、心筋梗塞、足壊疽などの合併症をひき起こすといわれています（図2）[1]。

（細井雅之）

3 「食事」vs「運動」、血糖値に効くのはどっち？

「薬以外の方法で血糖値をよくしたい」

　誰しも、「血糖値が高いです」といわれたり「糖尿病です」と診断されても、すぐに薬を飲みたくはありません。とくに無症状の人には「現在志向バイアス」がかかります。「現在志向バイアス」とは、将来の大きな利益と目の前の小さな利益を比べたときに、目の前の小さな利益のほうを優先する心理的傾向のことです。つまり、「現在の生活を変えたくない」「薬を飲みたくない」という気持ちが強く、将来起こるかもしれない合併症については、理解はしていても自分のこととは考えられないのです。そこで、「薬以外の方法で血糖値をよくしたい」と思うのです。

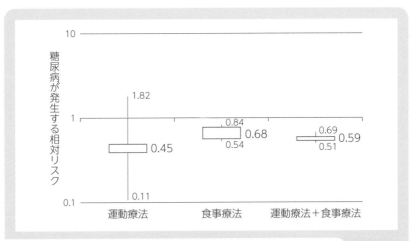

図3 生活習慣への介入による糖尿病発症予防効果 （文献2より引用）

19の研究をメタ解析したもの。介入期間2.6年。糖尿病を発症するリスクを1として、そこからどれだけ下がったかで、糖尿病の発症抑制効果をみる。食事療法だけを行うと糖尿病発症を32％有意に抑制でき、運動療法と食事療法を組み合わせて行うと糖尿病発症を41％有意抑制できたことを示している。運動療法のみでは糖尿病発症リスクを抑えることができなかった。

それでは「食事」と「運動」はどちらがよい？

　薬ではない高血糖の治療法というと、「食事療法」「運動療法」があります。それでは、この2つはどちらが効果的なのでしょうか？

　これを科学的に証明した研究は、じつは多くありません。糖尿病発症リスクの低減をみたメタ解析研究（19の研究を包括して解析した研究）はありますが、そこでは運動療法のみでは有意に改善したところまでは至らず、食事介入では有意に改善し、さらに運動と食事の両方を行った場合は、より効果的であったと報告されています（図3）[2]。

　あくまでもこのメタ解析は糖尿病の発症抑制効果をみたものですから、糖尿病患者での血糖値低下効果とはかならずしも同じとはいえません。しかし、どちらかというと食事療法は必須だと思われます。そして、食事療法と運動療法の両者を取り入れるほうが、より効果が期待できると考えられます。

　　　　　　　　　　　　　　　　　　　　　　　　　　　　　（細井雅之）

4 日々の血糖値を知る方法はあるの？

　自宅では、希望すれば血糖自己測定（SMBG）と尿糖検査が可能です。医療機関では、ヘモグロビンA1c（HbA1c）、グリコアルブミン（GA）、1,5-アンヒドログルシトール（1,5-AG）を測定しています。

自宅でも測定は可能

　血糖値は自宅でも測定することが可能となっています（図4）。測定するための機器は、薬局で自費購入することができます。おおよそ1万円ほどの血糖測定器と測定用の試験紙（1枚100円前後）、血液穿刺針があれば、自宅で食後血糖値や空腹時血糖値が測定できます。最近は、皮膚にセンサーをつけておき、スキャナーをかざすだけで連続した血糖値（正確には間質液中の糖濃度）を2週間モニターすることもできます（間歇スキャン式持続血糖測定

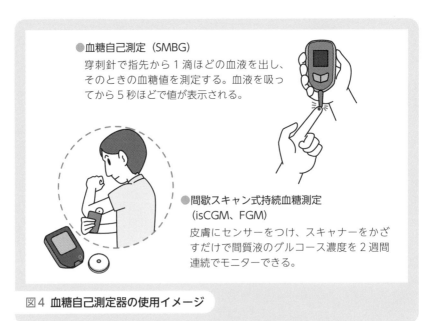

●血糖自己測定（SMBG）
穿刺針で指先から1滴ほどの血液を出し、そのときの血糖値を測定する。血液を吸ってから5秒ほどで値が表示される。

●間歇スキャン式持続血糖測定
（isCGM、FGM）
皮膚にセンサーをつけ、スキャナーをかざすだけで間質液のグルコース濃度を2週間連続でモニターできる。

図4 **血糖自己測定器の使用イメージ**

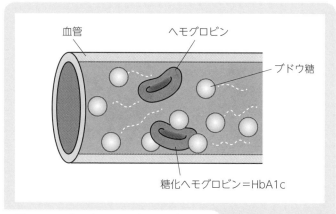

血管　　　　　　　　ヘモグロビン

ブドウ糖

糖化ヘモグロビン＝HbA1c

図5 ヘモグロビンA1c（HbA1c）とは

赤血球にあるヘモグロビンにどれだけブドウ糖が結合しているかを示すもの。最近1〜2ヵ月の血糖値の平均を反映する。

[isCGM、FGM]）。通常は、空腹であれ食後であれ、血糖値は70〜140mg/dLのあいだにあるのが正常です。これらの機器は、インスリン製剤などの注射薬を使っている患者の場合は医療保険が適用されるため、1〜3割の価格で使用できます。

尿糖検査も、薬局で尿定性検査用の試験紙を自費購入することはできます。通常は、食前・食後ともに尿糖は陰性です。もし陽性であれば、食後の血糖値が180mg/dLを超えることがあることを意味するため高値です。

どちらの検査も、正常値ではなかった場合は、医療機関で正確な検査を受けることをおすすめします。

病院で検査できる項目

HbA1cは、赤血球にあるヘモグロビンにどれだけブドウ糖が結合しているかという割合を示すもので、最近1〜2ヵ月の血糖値の平均を反映します（図5）。通常は6.2％までが正常です。

グリコアルブミン（GA）は体内のたんぱく質であるアルブミンにブドウ糖

がどれだけ結合したかという割合を示します。HbA1cよりも短期間の、約2週間の血糖値の平均を反映します。正常値は11〜16％です。

　1,5-アンヒドログルシトール（1,5-AG）は尿糖と一緒に尿へ排泄されるため、高血糖になり、尿糖が出るようになると血中濃度が低下します。正常値は14.0μg/mL以上です。これらは、医療機関で採血をして測定する項目です。

　この3つを組み合わせて検査をすれば、ふだんの血糖値を類推することができます。たとえば、1,5-AGは5μ/mLぐらいに低下していますが、HbA1cは6.4％程度でGAが20％程度といったときには、「最近、食後血糖が上昇しはじめているが、まだ空腹時血糖値は上昇していないころ」ということを示唆しています。

（細井雅之）

5 てっとりばやく血糖をよくする方法はあるの？

食後血糖値を上昇させないことが大切

　もし、「血糖値が高いですよ」「糖尿病になっていますよ」といわれたら、どうすればよいでしょうか。おそらく「すぐに薬を飲みます」とか、「インスリン注射をします」という人はいないと思います。

　糖尿病の初期は、まず食後血糖値から上昇します。そしてさらに進行すると空腹時血糖値も上昇をはじめます。そのため、まずは食後血糖値を上昇させないことが大切です。てっとりばやく血糖値をよくしたい人には、以下の方法をおすすめします。

食後血糖値を上昇させない4つの方法

○清涼飲料水（ジュース、スポーツドリンク）を控える

　たとえば、コーラ350mLには糖質38gが、スポーツドリンク350mLには糖質25gが含まれています。糖尿病を発症したときの症状の一つに口渇がありますが（15ページ図2参照）、そのときにジュースなどを1L飲むと、それだけで100g以上の糖を余分にとることになります。糖尿病はますます悪化してしまいます。のどが乾いたら水やお茶を飲むようにしましょう。

○お菓子を控える

　甘いものをとると、すぐに高血糖につながります。とくに、100gあたりの血糖値上昇度を示す「グリセミックインデックス（GI）値」の高いものは控えましょう（表）。

○はじめに野菜から食べる

　食事のバランスも大切です。主食（ご飯、パン、めん類）、主菜（肉、魚、卵、大豆など）、副菜（野菜、海藻など）を組み合わせて食べましょう。また、朝・昼・夕食のバランスを均等にすることも重要です。ご飯とめん類との組み合わせ（うどん定食など）は避けましょう。また、いもは野菜ではな

表 **おもなお菓子のGI値**（文献3を参考に作成）

食品	GI値	食品	GI値
あめ	108	カステラ	69
チョコレート	88	アイスクリーム	65
ドーナッツ	86	ポテトチップス	60
ショートケーキ	82	シュークリーム	55
ホットケーキ	80	プリン	52
クッキー	77	ココア	47
チーズケーキ	74	ゼリー	46

GI値の低いものは血糖値も上がりにくいためおすすめだが、量を多く食べるとやはり血糖値は上がってしまう。ご注意を。

く、炭水化物を多く含むため主食と同じ扱いをします。注意してください。

○食後に運動を取り入れる

食後1〜2時間後に20分ほどの歩行や筋肉トレーニングを併用し、週に3日以上続けてみましょう。

以上の方法を1ヵ月続けてみても血糖値が下がらない、HbA1cが低下しない、ならば、薬物療法の力を借りることをおすすめします。手遅れにならないように。

（細井雅之）

引用・参考文献

1) 細井雅之編. 最高で最強の糖尿病患者説明シート57：ダウンロードで今すぐ使える！初診・再診・重症化予防の3ステップ. 糖尿病ケア2021年春季増刊. 大阪, メディカ出版, 2021, 272p.

2) Haw, JS. et al. Long-term Sustainability of Diabetes Prevention Approaches : A Systematic Review and Meta-analysis of Randomized Clinical Trials. JAMA Intern. Med. 177（12）, 2017, 1808-17.

3) 細井雅之編. 糖尿病の？（ハテナ）がわかる！ イラストBOOK：「あなた糖尿病ですよ」と告げられたら. 大阪, メディカ出版, 2022, 128p.

第
2
章

第 **3** 章

実践編①
食事の工夫

1 血糖によい食事とは

糖尿病治療の場合、食事療法の目的は以下の2点です。

①糖尿病になった人が、糖尿病ではない人と同じ日常生活を送るために必要な栄養素を摂取する。

②糖尿病の合併症にならないようにすること、合併症があっても悪化することを抑える。

そして、この目的を達成するための食事療法の基本は以下の2点です。

①それぞれに合った適正なエネルギーをとること。

②栄養バランスがとれた食事をすること。

適正なエネルギーのとり方

○まずは自分の適正体重を知る

適正なエネルギーは、一人ひとりの年齢や性別、身体の大きさや活動量を考慮して医師が設定します。適正なエネルギーをとる目的は、適正な体重を維持することにあります。とくに肥満は高血糖をひき起こしやすくなります。

適正な体重の目標値は、BMI（体格指数）を用いて算出します。65歳未満の人の場合はBMIが22（kg/m²）のときの体重、65歳以上の人の場合はBMIが22〜25のときの体重です。

たとえば60歳で身長160cmの人であれば、以下のように計算します。

●身長（1.6m）× 身長（1.6m）× 目標BMI（22kg/m²）＝ 目標体重（56kg）

つまり、この体重（56kg）を維持できるエネルギーが適正なエネルギーということになります。図1に書いてみて、目安の体重を出してみましょう。

○適正なエネルギーを知り、適正に摂取する

目安の体重にエネルギー係数をかけることで、適正なエネルギー量の目安を出すことができます。エネルギー係数は日々の活動量によって異なります。医療の現場では「30〜35」を用いることが多いため、ここではまず「30」を使って計算してみましょう。先ほどの160cmの人では以下のようになります。

適正体重の目安

65歳未満：身長 _____ (m) × 身長 _____ (m) × 22 ＝ _____

65歳以上：身長 _____ (m) × 身長 _____ (m) × 22〜25 ＝ _____

適正な1日と1食のエネルギーの目安

1日：目安の体重 × エネルギー係数 ＝ _____

1食：_____ ÷ 3食 ＝ _____

エネルギー係数
①軽い労作（大部分が座位の静的活動）：25〜30
②普通の労作（座位中心だが通勤・家事、軽い運動を含む）：30〜35
③重い労作（力仕事、活発な運動習慣がある）：35〜

図1 適正体重と1日および1食のエネルギーの目安

● 56kg × 30kcal ＝ 1,680kcal

　ただし、このエネルギー量はあくまで目安ですので、同じエネルギーをとって、太る人もいれば痩せる人もいると思います。それは、動いたり喋ったりするなどの活動量が人によって異なるからです。摂取エネルギー量が適正かどうかを知るために、毎日体重を測定するとよいでしょう。体重が増えていく場合は、摂取エネルギーが消費エネルギーよりも多いと考えることができ、体重が減っている場合は、摂取エネルギーが消費エネルギーよりも少ないと評価できます。体重が変わらない場合は、摂取と消費エネルギーが同じくらいだということです。目標体重に近づくように食事の量を調整していきましょう。

　計算した目安のエネルギー量は、外食や中食（コンビニエンスストアやスーパーマーケット、デリバリーなどで購入した弁当や惣菜、調理済み食品を家や職場などで食べること）などの、エネルギー量が表示されている食事を選ぶときの基準として使ってみましょう。先ほどの人の場合、1日1,680kcal、

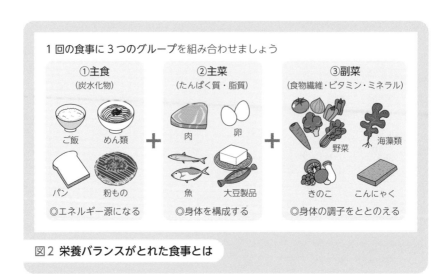

図2 栄養バランスがとれた食事とは

1食あたり約550kcalが目安になります。某牛丼店の並盛は約700kcal、某ハンバーガチェーンのポテト（Mサイズ）は約400kcalです。「ちょっと残そうかな」「Sサイズにしようかな」と思えるようになったら大成功です。

食事の栄養バランスのとりかた

○主食・主菜・副菜の3グループをそろえる

　「栄養バランスがとれた食事」というのは、ご飯やパンなどの「主食」、メインのおかずである「主菜」、野菜中心のおかずである「副菜」の3つのグループが組み合わさった食事です（図2）。この3グループを組み合わせることで、身体に必要な5大栄養素（①糖質と食物繊維の総称である炭水化物、②たんぱく質、③脂質、④ビタミン、⑤ミネラル）を身体に取り入れることができます。まずは、1食を食べるときに3つのグループをそろえることからはじめましょう。

○3グループをそろえるコツ

　3食のなかでも、とくに朝食のバランスは悪くなりがちです。パンとコーヒーだけになっていないでしょうか。主菜として卵焼きや焼魚などを、副菜

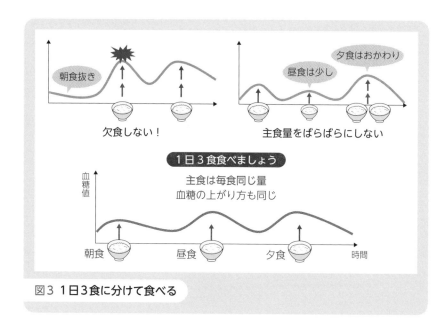

図3 1日3食に分けて食べる

としてサラダや野菜スープを足しましょう。主菜と副菜を別々に用意する必要はないため、野菜スープに卵を入れても構いません。パンと卵入り野菜スープの2品でも、3つのグループがそろいます。また、パンをサンドイッチにすると、主菜の食材（卵、チーズ）と副菜の食材（レタス、きゅうりなど）が入るため、3つのグループが1つの料理で完結することになります。これでもOKです。サンドイッチのほかにお好み焼きも、主食（小麦粉）と主菜（豚肉、えびなど）と副菜（キャベツ、もやしなど）の3つのグループがそろった料理です。

○量と食べかた

　3つのグループをそろえることができたら、次はそれぞれの量を考える必要があります。量に関しては、血糖の状態やほかの病気の有無によって異なるため、医師や管理栄養士に聞くことがいちばんです。参考程度ですが、1日の適正エネルギーが1,600kcalの人で、1食あたりのご飯は150g程度、肉・魚は80〜100g程度、野菜は120g程度です。野菜120gは生だと両手1杯、ゆ

でたりした温野菜だと片手1杯の量が相当します。また、この「野菜の量120g」は、適正エネルギーが2,000kcalの人でも1,200kcalの人でも、食べてほしい量です。

　そして、適正なエネルギーと栄養バランスのとれた食事であっても、夕食にまとめてドカ食いなどはせず、1日3食で、できるだけ均等に分けて食べることが血糖によいです（図3）。

○減塩も意識する

　血糖によい食事としてさらにプラスしてほしいのが減塩です。食塩を食べても血糖値は上がりませんが、減塩をしてほしいのです。それはなぜか。

　すでにご存じのとおり、食塩のとりすぎは高血圧をまねきます。高血糖は血管に負担をかけます。そして高血圧も血管に負担をかけます。2つの方向から血管に負担がかかると、さらに血管が傷つき、動脈硬化へとつながり、脳出血や脳梗塞、心筋梗塞、腎疾患などが発生しやすくなってしまうからです。食塩、しょうゆ、みそなどの調味料の量を減らし、少しでも今よりうす味にすることで、さらに血糖によい食事となります。

（藤本浩毅）

2 自分の食事をふりかえる

昨日何を食べたか覚えていますか？

　まずは目をつぶって、昨日の食事を思い出してみましょう。……どうでしょうか。食べたもの、飲んだものをすべて思い出せましたか？ なかなか覚えていないものですよね。ふだん、なにげなく意識せずに食事をしてしまっていることに気づくと思います。食事と向き合うこと、これ自体が食事療法のはじまりです。なので、一度、食べたり飲んだりしたものを書く日をつくってみてください（図4）。もちろん、家族や身近な人が書いたらダメですよ。自分で書いてくださいね。

　食事内容を書く日は、たぶん、食べる量が減ったりします。書くことは嫌ですから。また、スマートフォン（スマホ）などで写真を撮るのもよい方法です。撮りっぱなしではなく、撮った写真をふりかえって見てみると、写真が多くて驚くかもしれません。また、スマホで「ダイエットアプリ」と検索

書く内容は、
ステップ①：飲食した時間・飲食物・量
ステップ②：慣れてきたらエネルギーも記載

　7：00　食パン1枚、バター10g、ヨーグルト1個、コーヒー1杯
12：00　ラーメン1杯、餃子3個
13：00　缶コーヒー1本（35kcal）
15：30　クッキー3枚
18：00　缶コーヒー1本（35kcal）
19：30　ご飯1杯、刺身（まぐろ10切れ）、野菜の煮物1杯、豚汁1杯、
　　　　　缶ビール350mL（140kcal）
21：00　アイスクリーム1本（280kcal）

図4 食事記録の書き方

するといろいろと出てきますので、それらのアプリを取り入れるのもよい方法です。

記録した内容をチェックしよう

書いたり、写真に撮ったものを見ながら、以下のことをチェックしてみましょう。

○1回の食事に主食、主菜、副菜がそろっているか？

血糖によい食事の基本の一つですね。主食、主菜、副菜の3つをそろえることで、身体に必要な栄養素を取り入れることができます。また、主食だけを食べるよりも主菜や副菜と一緒に食べることで、血糖値の上昇を緩やかにすることができます。

○1日3回食べているか？

食事を2回に減らして食事と食事のあいだの空腹時間が長くなると、次に食べたときの食後の血糖値が過剰に高くなってしまいます（65ページ図3）。そのため、1日3回食べるようにしましょう。3食ともバランスのよい食事にできるとよいですが、どうしてもむずかしい場合は、1食はヨーグルトだけ、パンだけとなってもかまいません。まずは3食のリズムをつくるように心がけましょう。

○3回の食事の量はほぼ均等か？

3食食べていても、毎食の量がバラバラだと、血糖値の上昇もバラバラになってしまいます（65ページ図3）。1日の摂取エネルギーが適正エネルギーに収まっていても、朝・昼が少なく、夕食でまとめて食べると、夕食後に高血糖になってしまいます。できる限り均等になるように食べましょう。とくに、おかずよりも主食の量を均等にすることが重要です。

○3食以外の間食が多くないか？

食事と食事のあいだに間食をしてしまうと、せっかく下がりかけている血糖値がまた上がってしまいます。血糖コントロールがよければ、医師から間食を許可されることがありますが、その際も1回程度に抑えましょう。

「間食」とはお菓子のことではなく、朝食、昼食、夕食のあいだに食べる食

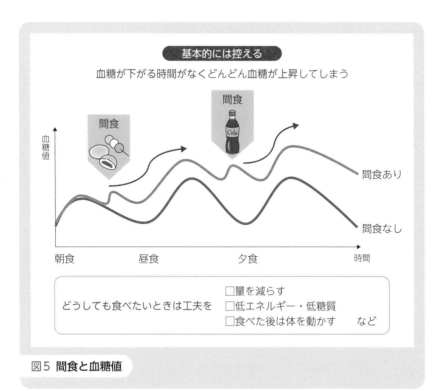

基本的には控える

血糖が下がる時間がなくどんどん血糖が上昇してしまう

間食

間食

血糖値

間食あり

間食なし

朝食　　　　　　昼食　　　　　　夕食　　　　　時間

どうしても食べたいときは工夫を	□量を減らす □低エネルギー・低糖質 □食べた後は体を動かす　　など

図5　間食と血糖値

事のことを指します。そのため、お菓子でなければよいというわけではありません。間食そのものに注意が必要で、頻回に食べたり飲んだりと間食することで、血糖値が正常値まで下がらず、つねに血糖値が高い状態になってしまいます（図5）。間食はできる限り控えたほうがよいでしょう。

　ただし、夕食の時間が遅くなってしまい、昼食と夕食の時間が長く空いてしまう場合は、間食を取り入れたほうが血糖値が安定することもあります。医師や管理栄養士に確認してみてください。

○おかずを大皿から取り分けて食べていないか？

　大皿盛りは、盛りつけや後片づけが楽ですが、家族みんなで大皿から取り分けて食べていると、自分がどれだけ食べているのかわからなくなってしまいます。育ち盛りの子どもと一緒の場合に「足りないと困るから」とたくさ

んつくって大皿盛りしてしまうと、子ども以外の家族もたくさん食べてしまうことがあります。少しだけ食べているつもりでも、子どもと比べて少ないだけで、まったく少なくなっていないこともあります。自分がどれだけの量を食べているのかを知ることが大切ですので、できる限り、一人分ずつ小皿や小鉢に盛りつけるようにしましょう。

○毎日揚げ物がないか？

揚げ物は高エネルギーです。揚げ物が多いとエネルギーの過剰摂取となり、肥満になり血糖の悪化につながります。また、体重増加だけでなく、脂質自体の過剰摂取が動脈硬化の原因となってしまいます。油の摂取は衣の厚さで変わるため、できるだけ衣はうすいほうがエネルギーも少なくなります。

「揚げ物の衣を外す」というのも一つの方法ですが、衣を外してしまうと揚げ物ではなくなってしまいます……。たとえばとんかつを食べるときには、半分は衣つきで、半分は衣を外して食べるというのもアリかもしれません。また、揚げ物を食べるのは週2〜3回程度を目安にしましょう。

○飲料の摂取が少なくないか？

ジュースなどは頻回にとりすぎると血糖を悪化させてしまいますが、水分不足も高血糖につながります。水分不足は脱水状態をひき起こします。身体の水分が少ないということは血液も濃くなっているため、高血糖になるのです。

高血糖のときは、尿から余分な糖が出ていくのですが、脱水状態では尿の量も減るため、余分な糖が身体から出ていきにくくなってしまいます。これが高血糖につながってしまうことがあります。とくに風呂上りや朝起きたときは脱水状態になっている可能性が高いので、コップ1杯の水分をとるようにしましょう。1日に必要な水分は、年齢や活動量で異なりますが、厚生労働省は60歳の男性で1.2Lを目安としています。まずは、この量をめざしましょう。

また「のどが渇いたときには身体が水分を欲しているから、のどが渇くまでは飲まない」という人がいますが、「のどが渇いたときは、すでに脱水状態」という場合があります。年をとればとるほど、のどが渇いたと感じにく

くなっていきます。そのため、こまめに水分を補給しましょう。

　水分をとるときには、ジュースや砂糖入りのコーヒーは血糖値を上げるのでやめてほしいのですが、砂糖が入っていなくても、コーヒーや緑茶などのカフェインを多く含む飲料は注意が必要です。一時的には水分補給になりますが、利尿作用があるため、飲んだ量以上の水分が尿として出ていってしまうといわれています。飲まないよりは飲んだほうがよいですが、水や麦茶などのカフェインの少ない飲料がおすすめです。

○**漬け物や汁物を毎日食べていないか？**

　「ご飯を食べるときには漬け物とみそ汁などの汁物が欠かせない」という人や、「それらがないとご飯が食べられない」という人がいます。しかし、漬け物や汁物は塩分（食塩）を多く含む食品です。塩分のとりすぎは高血圧につながります。塩分の摂取目安は健康な成人男性で1日7.5g未満、女性で6.5g未満とされています。1食あたり2〜2.5gが目安ということです。ぬか漬け5切れで塩分1g程度、みそ汁1杯で塩分1.5g程度あります。そのため、もし、ぬか漬けとみそ汁を毎食食べていたら、それだけで1日の塩分をとってしまい、そのほかにしょうゆやソースなどがまったく使えないということになります。そうならないためにも、漬け物や汁物は控えましょう。また「どうしても汁物がほしい」という人は、汁物を具だくさんにして汁の量を少なくすることで塩分量を減らすという方法がありますよ。

○**外食や中食が多くないか？**

　外食や中食の惣菜はダメではありませんが、「味つけが濃い」という特徴を知っておいてください。つねに外食や中食の人は、塩分の過剰摂取になっていることが多いです。少しでも塩分の摂取を減らすために、前述したように漬け物や汁物をとらないようにしたり、料理にしょうゆやソースを追加しないようにしましょう。また、最近の外食・中食にはエネルギーや塩分量などが

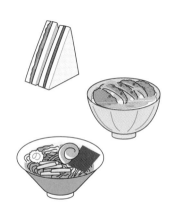

71

表記されているので、確認するようにしましょう。

　自分自身や家族がうす味のレシピで料理をしたり、もしも入院することがあったら、適正な塩分量の食事を食べることになります。そのときに「味がうすい」「味がない」と思うかもしれませんが、それは味覚が濃い味に慣れてしまっているためです。味覚を適正に戻せるチャンスだと思い、うす味のレシピや病院の食事に慣れるようにしましょう。

　外食は量が多い場合もあるので、もったいないと思うでしょうが、残すようにしましょう。ただし、血糖コントロールによい野菜は残さずに食べてくださいね。

（藤本浩毅）

3 食べる順番を変えるだけで効果あり !?

「カーボラスト」に注目

さきほど「主食だけを食べるよりも、主食・主菜・副菜の3つのグループを組み合わせて食べることが血糖によい」といいましたが、さらにこの3つのグループの食べ方を変えることで、よりよい血糖コントロールにつながることがわかっています。それが「カーボラスト」です。

カーボラストとは文字どおり、カーボ（糖質）をラスト（最後）に食べることです。3つのグループでいうとカーボはご飯やパン、めん類などの主食に当てはまるので、主食を最後に食べることで血糖値の上昇を抑えることができます。図6[1, 2]は、Aが野菜をご飯よりも先に食べる「ベジファースト」で、Bが、肉や魚をご飯より先に食べる「プロテインファースト」のデータです。どちらもご飯を後から食べることで食後の血糖上昇が抑えられているのがわかります。また、野菜または肉や魚を食べてからご飯を食べるまでに5〜10分程度あけることで、しっかりとした効果が期待できます。もしかすると、早食いの人はせっかくベジファーストをしていても、その効果を完全に得られていないかもしれません。だからといって、野菜を食べている効果がないわけではありませんので、ご安心ください。

カーボラストであれば、ベジファーストでもプロテインファーストでもどちらでもよいのですが、それぞれに特徴があります。

「ベジファースト」は誰でも効果がある？

ベジファーストを行うと、絶対に野菜を食べることになります。肉や魚は、メインのおかずに用いられるので、おかずとして食べることを忘れることはほとんどありませんが、野菜は意識していないと、ほとんど食べていない状況になることがあります。野菜を食べる習慣が身につくことがベジファーストのよいところです。ベジファーストというと、生野菜を使ったサラダを思

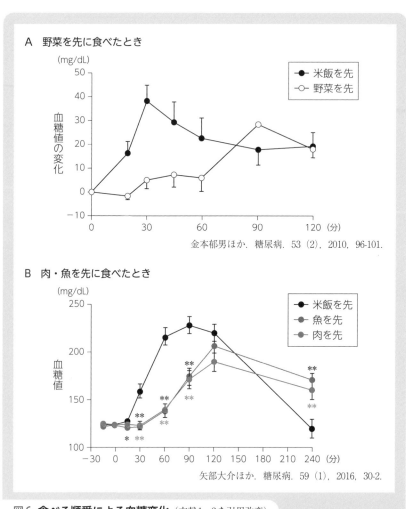

A　野菜を先に食べたとき

(mg/dL)

血糖値の変化

- ●- 米飯を先
- ○- 野菜を先

金本郁男ほか. 糖尿病. 53（2）, 2010, 96-101.

B　肉・魚を先に食べたとき

(mg/dL)

血糖値

- ●- 米飯を先
- ●- 魚を先
- ●- 肉を先

矢部大介ほか. 糖尿病. 59（1）, 2016, 30-2.

図6 食べる順番による血糖変化（文献1、2を引用改変）

い浮かべることが多いと思いますが、温野菜でもOKです。具だくさんのスープやみそ汁などでもかまいません。ただし、じゃがいもやさつまいも、かぼちゃなどは糖質の多い食品であり、ベジファーストになりませんのでご注意ください。

　ベジファーストは、高齢の人にはおすすめしにくい方法です。加齢に伴い食欲が減り、１回の食事量が少なくなってきている人がベジファーストを行うと、野菜だけでおなかが膨れてしまい、肉や魚、ご飯が食べられなくなってしまいます。こうなると、血糖にはよいですが身体がもちません。ベジファーストは、量をしっかり食べられることが基本であり、主食・主菜・副菜のそろった食事において、野菜（副菜）から食べるようにしましょう。

　逆に、肥満の人は、ベジファーストによってエネルギーの多いおかずの量を減らす効果が期待できます。肥満の人や食欲のある人は、ベジファーストがおすすめです。

高齢の人は「プロテインファースト」もおすすめ

　高齢の人におすすめしたいのがプロテインファーストです。高齢の人は「サルコペニア」に注意が必要です。サルコペニアとは、加齢によって筋肉量が減少したり、筋力が低下することです。サルコペニアによって転倒しやすくなったり、かむ力が弱くなったりします。

　サルコペニアの予防には、たんぱく質をしっかりととることが重要だといわれています。そのため、プロテインファーストを行うことで、確実にたんぱく質をとることができます。しかし、たんぱく質をしっかりととっていても、エネルギー不足の状態になってしまうと、せっかくのたんぱく質が筋肉になってくれないことに注意が必要です。そのため、ちゃんと主食も食べて、必要なエネルギーをとるようにしましょう。

　くり返しになりますが、重要なのは主食を食べる10分前に主菜か副菜を食べはじめること。和食の会席料理は、野菜などからはじまりご飯が最後です。昔の人は身体にやさしい食べ方を知っていたのかもしれませんね。

（藤本浩毅）

4 糖質制限、オートミール、キクイモ、ココナッツオイル……。話題の食事は本当に効くの？

糖質制限

　糖質制限は血糖コントロールに効果アリです。糖質は、たんぱく質や脂質と同じくエネルギーになりますが、血糖値への影響はいちばん強い栄養素です。

　図7に示すように、糖質は食べた後30〜60分でほとんどが血糖値に変わります。それに対してたんぱく質は、数時間かけて少しだけ血糖値を上げ、脂質は、長時間ほんの少しだけ血糖値を上げます。つまり、脂質はほぼ血糖値を上げないともいえます。このような血糖値への影響から、糖質をとらなければ血糖値はあまり上がらないということになります。

○どのくらいの制限が必要？

　「糖質制限」とは、どれくらいの糖質量のことをいうのでしょうか。ほとんど糖質をとらないことが糖質制限であると思っていないでしょうか。

　糖質制限の明確な定義はありませんが、アトキンス博士によって提唱された「アトキンスダイエット」は、肥満に対して優れた減量効果があるということで1990年代後半に話題になりました。アトキンスダイエットでは、1日の糖質量が40g未満とされています。コンビニエンスストアのおにぎり1個の糖質量が約40gです。それだけで1日分の糖質量となることもあり、アトキンスダイエットは継続がむずかしいといわれてきました。その後、継続しやすい糖質制限食として、北里大学の山田悟医師は、糖質を1食あたり20〜40gとり、それとは別に嗜好品の糖質を1日10g以下という、1日あたりの糖質を130g以下とする緩やかな糖質制限を提唱しています。米国のリチャード・バーンスタイン医師も1日130g以下を糖質制限として提唱しているので、糖質制限は糖質を1日130g以下にした食事ということになりそうです。

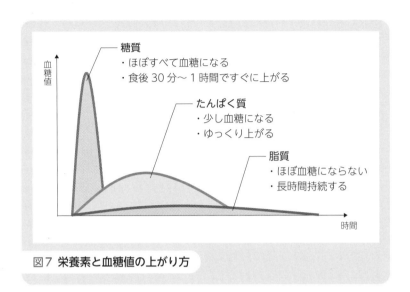

図7 栄養素と血糖値の上がり方

（図中のラベル）
血糖値

糖質
・ほぼすべて血糖になる
・食後30分〜1時間ですぐに上がる

たんぱく質
・少し血糖になる
・ゆっくり上がる

脂質
・ほぼ血糖にならない
・長時間持続する

時間

○どのように糖質を制限する？

　それでは、1日の糖質を130g以下にするにはどうしたらよいのでしょうか。これについては多くの書籍が出ているので、そちらを読んでほしいと思います。ただ、糖質制限（130g以下）まで糖質量を減らさなくても、糖質を1日300g食べている人の摂取量が1日200gになったら、それだけで十分に血糖への効果があります。糖質制限を行う前に、現在の自分の糖質量を知ることも大事です。

　巷には低糖質の食品が多く売られていますが、「糖質が少ないからたくさん食べても大丈夫」と思ってはいけません。あくまで今食べている1日の糖質量を減量することで効果が期待できるので、今食べているお菓子を低糖質のお菓子に置き換えるといった方法がよいでしょう。また、中途半端な糖質制限は逆効果です。「昨日、糖質を制限したから今日はしなくてよいや」「昼に糖質をほとんどとらなかったから夕食は糖質をたくさん食べてもよいよね」というように、糖質を制限するときとしないときが頻回に入れ替わると、血糖値の乱高下が助長されてしまい、高血糖を悪化させてしまいます。糖質制

限も食事療法の一つですので、継続することに効果があるのです。

　また、糖質制限をすると、主食が少なくなるぶん主菜と副菜が増えることになります。主菜と副菜は味つけをされているものがほとんどなので、どうしても塩分の摂取が過剰になり、高血圧につながりやすくなってしまいます。糖質制限時の味つけには注意をしてください。

　あと一つ、糖質制限は、痩せすぎの人や腎臓の病気がある人、肝硬変がある人など、おすすめできない人がいます。そのため、糖質制限を実践する場合は医師に確認するようにしましょう。

オートミール

　そもそも「オートミール」とは何なのでしょうか。

　オートミールとは、穀類の1種であるオーツ麦を食べやすく加工した食品です。グラノーラもオーツ麦が原料ですが、オートミールとグラノーラの違いは、味つけをしているか否かにあります。オートミールは味つけなどをしていませんが、グラノーラは、オーツ麦に砂糖やはちみつ、メープルシロップと植物油脂を混ぜてオーブンで焼き上げたものです。そのため、グラノーラのほうがエネルギーも多くなります。

　オートミールが血糖に効果があるといわれる理由は2つあります。

　まずは食物繊維が豊富に含まれていることです。白米100gに食物繊維が0.5g含まれているのに対して、オートミール100gには食物繊維が9gも含まれています。健康によいといわれている玄米100gでも食物繊維量は3gですので、オートミールの食物繊維が多いことがわかるかと思います。食物繊維は、糖の吸収をゆっくりにするはたらきがあるため、食後の高血糖を抑える効果が期待できます。糖尿病の食事療法の一つとして、「野菜をしっかり食べること」を推奨していますが、この理由も、ビタミンの摂取だけでなく食物繊維の摂取を期待しているためなのです。

　次に、エネルギーの摂取量を減らせるため、体重減少につながり血糖によい効果が期待できます。オートミールはたくさんの水分を吸って2〜3倍に膨らみ、食物繊維も豊富であるため、少量でも満腹感の得られやすい食品です。

1食あたりの量も、ご飯だと約150g（約240kcal）ですが、オートミールだと約30g（約105kcal）になります。1食で100kcal以上のエネルギーを減らすことができるわけです。

　ただし、これはあくまでも、ご飯やパンなどの主食をオートミールに置き換えることで期待できる効果です。これまでの食事にオートミールを追加してしまうと、減量の効果が期待できないばかりか体重増加になる可能性もあります。「主食の置き換え」というイメージで取り入れましょう。食べれば食べるほど痩せる食べ物ではありません。

　また、オートミール自体は甘くないので、そこにフルーツを入れたり、はちみつを入れたりすることもあると思いますが、入れる量によっては高エネルギーになってしまい、また高血糖にもなってしまうので、注意しましょう。

キクイモ

　キクイモは「天然のインスリン」のようにいわれたりしますが、そんなことはありえません。インスリンとは、血糖値を下げるはたらきのあるホルモンです。キクイモに血糖値を下げるはたらきがあるかというと、ありません。では、キクイモはなぜ「糖尿病に効果がある」といわれているのでしょうか。

　それは、キクイモに含まれている「イヌリン」という食物繊維の効果です。食事のときにイヌリンを一緒にとると、血糖値の上昇を抑える効果があります。キクイモは「イモ」とついていますが、いもではなくひまわりの仲間（キク科ヒマワリ属）です。そのため、じゃがいもやさつまいもと異なり糖質が少なく、キクイモだけでは血糖値はほとんど上がらないと考えられます。キクイモを食事と一緒に食べることで、イヌリンによる血糖上昇の抑制効果が期待できるわけです。また、ごぼう茶をよく飲むという人も多いですが、ごぼう茶にもイヌリンが多く含まれているため、血糖上昇の抑制が期待できます。

　結局、イヌリンによる血糖上昇抑制効果はありますが、野菜をしっかりととることと、大きな違いはありません。野菜の一つとしてキクイモを取り入れることはたいへんよいことだと思いますが、野菜をしっかりと食べている

人が、わざわざさらにキクイモを食べる必要はないでしょう。

ココナッツオイル

　ココナッツオイルは、だいず油やなたね油、オリーブオイルと何が違うの
でしょうか。ココナッツオイルの大きな特徴は「中鎖脂肪酸」が多く含まれ
ていることです。脂肪酸とは油の成分で、その長さによって「長鎖脂肪酸」
「中鎖脂肪酸」「短鎖脂肪酸」にわけられます。だいず油やなたね油、オリー
ブオイルはほとんどが長鎖脂肪酸でできていますが、ココナッツオイルは脂
肪酸の約60％が中鎖脂肪酸です。それでは、中鎖脂肪酸は血糖や糖尿病に効
果があるのでしょうか。

　実際のところ、直接的な効果は期待できませんが、間接的には血糖の改善
が期待できます。ココナッツオイル（中鎖脂肪酸）を適切に使用すれば体重
が減るため、その結果、血糖の改善につながるというわけです。それでは、
どのようにとればよいのでしょうか。それは、日常的に使用しているだいず
油などの油をココナッツオイルに交換することです。ココナッツオイルも油
ですから、エネルギーは長鎖脂肪酸と同じくあります。日常の食事に追加し
てココナッツオイルをとると体重を増加させるので、あくまで交換して使う
のです。

　なぜ、交換すると体重が減りやすくなるのでしょうか。長鎖脂肪酸は、摂
取後は体脂肪などになり体内に蓄えられるのですが、中鎖脂肪酸はエネルギ
ーとしてすぐに使われ、身体に蓄えられないためです。その結果、体脂肪が
つきにくく体重が減ったりします。

　ここで注意点が一つ。中鎖脂肪酸以外
のエネルギー源（とくに糖質）も中鎖脂
肪酸と一緒にたくさん食べていた場合、
エネルギー源として中鎖脂肪酸が使われ
るために、糖質がエネルギーとして使わ
れなくなってしまいます。エネルギーと
して使われなかった余分な糖質は、体脂

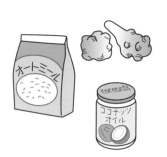

肪に変換されて身体に蓄えられてしまいます。こうなると本末転倒です。全体の食事量を調整したうえで、ココナッツオイルを取り入れることで体重減少効果が期待できます。

（藤本浩毅）

5 忙しくて「完璧な食事」なんてできないというあなたへの20の提案

　「完璧な食事」なんてすぐにはできません。以下にさまざまな提案があるので、できそうなことからはじめてみましょう。やりはじめてみて、途中で変えても構いません。1つはじめて、とくにストレスなくできるようになれば、2つ目、3つ目……と増やしていきましょう。身体の劇的な変化は感じられないかもしれませんが、ほんの少しの変化は身体のなかで確実に起こっています。今ある身体は今までの食事の積み重ねの結果なのです。今からの毎日の積み重ねで、新しい身体をつくっていきましょう。

提案1：朝食を食べる

　朝食を抜き、1日2食という人がたくさんいます。前述したように、1日3食食べることが血糖コントロールによいので、朝食を食べて、1日3食にしましょう。とくに朝食をしっかり食べることが1日の血糖値を安定させるのに重要であるといわれているため、バランスのよい食事を心がけましょう。しかし、朝から食べる習慣がなかった人は、いきなりたくさん食べられないと思います。とりあえずヨーグルトだけ、牛乳だけ、パンだけ、おにぎりだけでもよいので、何かを食べる習慣を身につけましょう。

提案2：野菜料理を1品増やして、野菜から食べる

　野菜を食べることは、栄養バランスをよくし、高血糖予防に効果があります。そのため、野菜料理を1品増やすようにしましょう。野菜料理であれば、サラダ、炒め物、煮物、汁物など何でも構いません。そして、野菜料理から先に食べるようにしましょう。先に食べることで高血糖を予防する効果がさらに高まります。ただし、いも類やかぼちゃは糖質を多く含むので、ポテトサラダやかぼちゃの煮物などは、血糖コントロールが期待できる野菜料理には当てはまりません。

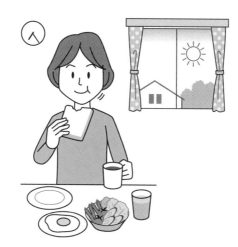

朝食をとる、野菜料理を追加する、水分をしっかりととる、よくかんで食べる……
など、できる範囲で少しずつ取り組むことが大切だ。

提案３：水やお茶をしっかりと飲む

　脱水の状態は高血糖を助長します。こまめに水分を補給する習慣を身につけましょう。のどが渇くまで飲む習慣がない人は、朝起きたときに1杯、食事のときに1杯×3食、昼食と夕食の間に1杯、風呂上がりに1杯と決めて、少なくとも1日6回は飲むように心がけましょう。のどが渇いたときはすでに脱水の状態となっているため、のどが渇いていなくても飲むようにしてください。出かけることが多い人は、水筒などを持ち歩き、こまめに水分補給できる環境をつくりましょう。

提案４：かむ回数を５回増やす

　早食いの人はやはり太りやすい傾向があり、早食いの人はあまり食べ物をかんでいません。あなたは一口あたり何回かんでいるでしょうか。一口でかむ回数は、30回が目標だといわれています。いきなり30回に増やすことはむずかしいので、1口あたり5回増やすことからはじめましょう。

かむ回数を増やす工夫として、食事の時間に余裕をもつ、食材を大きめに切る、ごぼうやこんにゃくなど歯ごたえのある食材を選ぶなどがあります。また、よくかむことは認知症や歯周病の予防にもつながります。

提案5：菓子パンをやめて惣菜パンやサンドイッチにする

　昼食の時間が短く、菓子パンで昼食をすませていませんか? 菓子パンは糖質が多くたんぱく質が少ないため、それだけでは栄養バランスの偏った食事になってしまいます。同じパンを買うのであれば、ウインナーやチーズ、卵などの入った惣菜パンやサンドイッチに変えましょう。

　また、焼きそばパンやコロッケパンも惣菜パンではありますが、焼きそばとコロッケは、糖質の多い食材なので、菓子パンと栄養バランスはそれほど変わりません。注意してください。

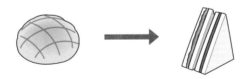

菓子パンをサンドイッチにする。

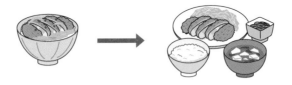

かつ丼をとんかつ定食にする。

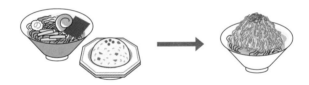

半チャンセットをもやし増量ラーメンにする。

提案 6 ：丼物は控えて定食にする

　丼物は注文してから出てくるまでが早く、食べやすいので、とくに男性に好まれます。しかし、「食べやすい＝早食いになる」傾向があるため、太りやすくもなります。また、丼物はご飯の量が多いため、糖質が過剰になってしまいます。これも太りやすくなり、高血糖をひき起こすことにつながります。同じとんかつでもかつ丼ではなくとんかつ定食にしたり、牛丼ではなく牛皿定食に変えたりしましょう。定食にすると、副菜（野菜）がついてくることもあります。

　家で丼物をつくる場合は、ご飯の量を増やさないようにして、よくかんで食べることを心がけましょう。

提案 7 ：糖質のセットはやめる

　うどん＋おにぎりのうどん定食や、ラーメン＋チャーハンの半チャンセット、パスタ＋パンのパスタランチセットなど、飲食店には「糖質＋糖質」のセットがよくあります。糖質＋糖質は、いうまでもなく糖質の過剰であり、高血糖になるのはあきらかです。ボリュームがありお得感がありますが、ここはグッとこらえて、肉うどんにしたり、もやし増量ラーメンにしたりして、糖質以外の具材でボリュームを足すようにしましょう。また、糖質＋糖質がダメだからといって、最初から大盛を頼むのも控えましょう。

提案 8 ：腹 8 分目にする

　おなかがいっぱいになるまで食べるという食べ方を続けていると、脳がその量に慣れてしまい、満腹感を感じにくくなってしまいます。逆に腹 8 分目を続けると、その量で満腹感を感じるようになっていきます。いきなり食事の量を半分にする必要はありませんので、「もうちょっと食べたいな」と思ったところでとどめましょう。そのためには、最初からたくさん盛りつけることはやめて、おかわりできる状態にしておくと、最終的に腹 8 分目で抑えやすくなります。

提案9：一口残す

「そんなこといわれても、自分の腹8分目がわからない」。そんな人には、この「一口残す」という方法がおすすめです。一口の大きさは人によってバラバラですが、だいたい一口ぶんの食事で30kcal程度あるといわれています。たったそれだけ？と思いますが、30kcalは10分のウオーキングで使うエネルギーと同じです。毎食一口残すと1日3食で90kcalとなり、30分のウオーキングに匹敵するわけです。続けていくと、最初から盛りつける量を減らせるようになります。ただし、「あとで残すから」といって多めに盛りつけてはダメですよ。

提案10：揚げ物の余分な衣は外す

揚げ物のいちばんの問題は、衣に含まれるたくさんの油によって高エネルギーになってしまうことです。衣が厚ければ厚いほど含まれる油は多くなり、高エネルギーになります。唐揚げとフライだとフライのほうが衣が分厚いので高エネルギーになりやすいということです。そのため、分厚い衣の揚げ物ほど、衣を外すことでエネルギーを抑えることができます。揚げ物の衣をすべて外してしまったら、もう揚げ物ではなくなってしまうので、全部外す必要はありませんが、少しだけでも外すようにしましょう。

提案11：コーヒーや紅茶に砂糖やミルクを入れない

コーヒーや紅茶を食後に飲んだり、飲みながら仕事をしたりすることがあると思います。コーヒーや紅茶自体は飲んでよいのですが、そこに加える砂糖やミルクに注意です。砂糖はあきらかに血糖値を上昇させます。毎食後に砂糖入りのコーヒーを飲んでいると、やはり高血糖になりやすいです。また、ミルクにも注意が必要です。牛乳であればよいのですが、市販されているコーヒーフレッシュ（コーヒーポーション）は牛乳ではなく油でつくられているものが多いため、油を飲んでいることになります。コーヒーフレッシュ1個で10kcal程度ですが、日々の積み重ねです。毎日何杯も飲んでいたら、ほ

んの少しずつでも体重に影響が出るので
す。1日1個のコーヒーフレッシュを減ら
すと、年間で500g（ペットボトル1本分）
の脂肪を減らすことにつながります。

提案12：
ジュースをカロリーゼロにする

飲み物のエネルギーを抑える工夫。

　ジュースは高血糖に悪影響があるた
め、基本的には飲まないようにするのが
いちばんです。でも、どうしても甘い飲料が飲みたいのであれば、カロリー
（エネルギー）ゼロの飲料にしましょう。

　ただし、カロリーゼロのジュースには人工甘味料が含まれています。人工
甘味料は血糖値を上げませんが、とりすぎによって肥満や糖尿病を悪化させ
るともいわれています。そのため、カロリーゼロのジュースを水やお茶代わ
りに飲むことはおすすめしません。あくまでも、どうしてもジュースが飲み
たいときに、代替品として活用するようにしてください。

　「野菜ジュースだったらよいのか？」といわれると、これもまた一概によい
とはいえません。野菜ジュースの多くは、飲みやすくするためにくだものを
加えているため、結局血糖値を上げてしまいます。「じゃあ、くだものが入っ
ていなかったらよいのか？」といわれると、ビタミン補給としてはOKです
が、野菜ジュースをつくる工程で、血糖値の上昇を抑える食物繊維を除いて
しまっているので、野菜そのもののかわりにはなりません。これらを知った
うえで取り入れましょう。

提案13：間食をしたくなったら温かいお茶を飲む

　間食をしたくなるときは、本当におなかがすいている場合と、イライラし
てストレスを感じている場合があります。温かいお茶にはリラックス効果が
あるので、間食をしたくなったらとりあえず温かいお茶を飲むようにしまし
ょう。そうすることで食欲が落ち着く場合があります。さらに、緑茶には脂

肪を分解する効果があり、ウーロン茶には脂肪を排泄する効果があるなど、プラスの効果も期待できます。

提案14：食後2時間以上あけてから寝る

健康な人だと、食後2時間後には血糖値が正常値に戻ります。しかし、糖尿病では食後2時間でもまだ高血糖の場合があります。そのため、食事と就寝までの時間が短いと高血糖の状態で寝ることになり、寝ているあいだも高血糖が続きやすくなってしまいます。食後は最低でも2時間はあけて寝るようにしましょう。

提案15：休肝日をつくる

アルコールそのものでは血糖値は上がりません。そのため、焼酎やウイスキーなどの蒸留酒は、アルコールのみなので血糖値は上がりませんが、ビールやワイン、日本酒などの醸造酒はアルコール以外に糖質も入っているため血糖値が上昇します。それでは「蒸留酒だったら飲んでもよいのか」というと、アルコールにもエネルギーがあるので、飲みすぎは肥満につながりますし、アルコールによって中性脂肪の合成が高まってしまいます。アルコール

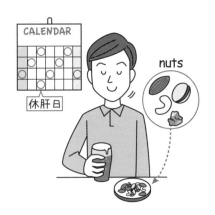

アルコールは、休肝日をつくって適量を楽しむ。

の1日の適量は、ビール500mL、日本酒1合、焼酎（25度）100mL、ワイン200mL、ウイスキー60mLといわれています。飲む量を減らすことも大事ですが、アルコールをまったく飲まない休肝日をつくるようにしましょう。

提案16：夕食後すぐに歯を磨く

歯磨きをした後、すぐに何かを食べたくなるでしょうか？ 歯磨きをした後は、食べたい気持ちが抑えられると思います。今までの食習慣によって、「歯磨き＝食事終了の合図」というイメージがついているのです。毎食後歯を磨くとよいのですが、とくに夕食後の歯磨きをできるだけ早く行い、夕食後のダラダラ食いを避けましょう。

提案17：栄養成分表示を見る

市販の加工食品には、エネルギーなどの栄養成分表示が記載されているので、食べたり飲んだりするときに、この表示を確認するようにしましょう。医師や管理栄養士から示された1日の目安のエネルギー量を基準に、栄養成

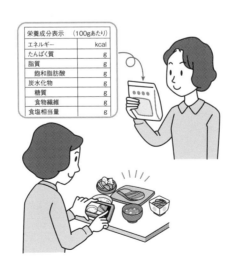

栄養成分表示を見たり、写真を撮ったりすることで、食べる物への意識も高まる。

分表示に記載されている数字がそれより多いのか少ないのか認識するようにしましょう。

　注意点として、「1個あたり」「1袋あたり」「100gあたり」のように表記の仕方がバラバラであるため、実際に自分が食べる量に換算する必要があります。たとえば500mLペットボトルの場合、100mLあたりのエネルギーが表示されています。100mLあたり30kcalのジュースだったら、500mLで150kcalとなるため、ご飯100g相当のエネルギーをとることになります。また外食も、最近はエネルギーをメニュー表に書いてある店が増えてきましたし、ホームページにエネルギーなどを載せていたりするので、「いつもよく食べるあの店のあのメニュー」のエネルギー量を、一度確認してみてはいかがでしょうか。

提案18：食事の写真を撮る

　まずはとりあえず食べているもの、飲んでいるものをかたっぱしから撮影してみましょう。ちょっとだけつまんで食べているようなものも撮ってください。そして1日の写真をまとめて見てみましょう。「1回の食べる量は多くない」と思っている人でも、ちょこちょこと食べたり飲んだりしていることに気づきます。とくに「ちょっとだから……。少しだから……。」と思っている人は、食べる回数が多くなることで食べすぎになっているかもしれません。別にきれいに撮る必要はありませんが、食事の全体がわかるように撮ったほうがよいです。また、真上から撮ると皿の深さがわからないので、少し斜めから撮ったほうがわかりやすいです。栄養成分表示を撮るというのもよい方法ですね。

提案19：みそ汁やスープは具だくさんにする

　みそ汁やスープの汁の部分は塩分を多く含み、塩分のとりすぎは高血圧の原因となります。汁物を具だくさんにすることで、汁が減り塩分の量を減らすことができます。また、具は野菜がおすすめです。野菜には塩分を身体から出すはたらきがありますし、血糖上昇を抑えるはたらきもあります。さら

に、温かい具だくさんのスープを食べはじめにとると、食欲も抑えられます。

提案20：しょうゆやソースは「かける」よりも「つける」

しょうゆやソースは塩分が多い調味料です。料理にかけて食べたりしますが、かけて食べるよりもつけて食べたほうが塩分の摂取を減らすことができます。また、食べる直前に調味料が料理につくため、調味料の味も感じやすくなります。料理の種類によっては、調味料をかけてしばらく放置すると、調味料がしみこんで味をうすく感じてしまうことにもなります。

（藤本浩毅）

引用・参考文献

1)　金本郁男ほか．低 Glycemic Index 食の摂取順序の違いが食後血糖プロファイルに及ぼす影響．糖尿病．53（2），2010，96-101．
2)　矢部大介ほか．食後血糖と栄養素摂取の順番．糖尿病．59（1），2016，30-2．

実践編②
体を動かそう

1 運動が血糖に効くしくみ

運動には2つの効果がある

　運動の血糖変動に対する効果は、運動後すぐに表れる「急性効果」と、運動を数ヵ月単位で積み重ねることで表れる「慢性効果」があります。

急性効果

　急性効果は、運動の前後で血糖値を測定することによって確認できます。

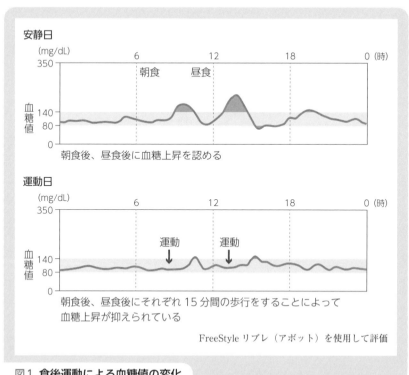

図1　**食後運動による血糖値の変化**

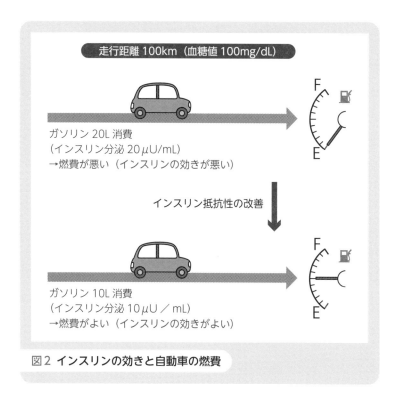

図2 インスリンの効きと自動車の燃費

最近は持続血糖測定器を使っている人も多いので、血糖変動がリアルタイムでわかります。血糖値は食後に高くなりやすいですが、食後に運動することで血糖値を下げる効果が期待できます（図1）。この現象は、筋肉のなかに糖が取り込まれることによって起こります。

　ただし、どのような状況でも血糖値が下がるわけではなく、血糖コントロールの状況や運動の内容（強さ、時間、タイミング）により、効果は異なってきます。近年、食後高血糖は「血糖スパイク」と呼ばれ、動脈硬化の進展につながるため、食後の血糖上昇を抑えて血糖値の日内変動を少なくすることが重要であるとされています。食後高血糖を是正するための運動は、インスリンの代わりになるものであり、膵臓に休息を与えます。従来は、20分以上の持続的な運動が効果的だといわれていましたが、2〜3分の運動をくり返

す細切れ運動でも効果はあることがわかっています。

慢性効果

運動の慢性効果は、インスリンの効きがよくなることによって血糖値が下がることを指し、「インスリン抵抗性の改善」と呼ばれます。インスリンの効きが悪い状況では、膵臓ががんばってたくさんのインスリンを出すことで血糖値を下げようとします。インスリン抵抗性が改善されると、より少ないインスリンで血糖値が下がるようになります。そのため、膵臓の負担が減少します。これは、自動車の燃費にたとえるとわかりやすいでしょう。インスリンの効きがよくなることは、より少ない量のガソリンで長い距離を走れるようになることと同じような意味です（図2）。

それでは、なぜ、インスリンの効きが悪くなるのでしょうか。肥満や運動不足の状況では筋肉の細胞に脂肪が蓄積する「脂肪筋」の状態になります。また、筋肉の血流量が減少してインスリンの効きが悪くなるといわれています。いわゆる「霜降り肉」の状態は、インスリンの効きを悪くさせるのです。運動は筋肉内の脂肪を減らし、血流に富む筋肉に変えます。そうすることで糖を取り込む能力を増大させ、血糖値を低下させます。

（井垣誠）

2 運動の血糖以外の効果にも着目すべし！

血糖以外にも、運動にはさまざまな効果があります。

体重減少

　糖尿病患者に対する運動の体重・脂肪減少への効果は多くの研究で検証されていますが、「内臓脂肪は減少するものの体重減少は得られない」という報告が多いです。これは、運動だけでエネルギーの出納バランスを調節することはむずかしいことや、運動によって筋肉量の増加が起こることを示しているのかもしれません。また、糖尿病の治療薬を使っている人の場合、注射薬のインスリン製剤やインスリン分泌を促す飲み薬であるスルホニル尿素（SU）薬を使うことで体重増加が起こりやすいといわれています。

　体重減少をめざす場合、食事による摂取エネルギー量よりも身体活動による消費エネルギー量が多くなる必要があります。体重を1kg減らすためには、摂取エネルギー量よりも消費エネルギー量が約7,000kcal増えなければならないことが知られています。1ヵ月に2kgの減量を達成するためには、摂取エネルギー量と消費エネルギー量との差が1ヵ月で約14,000kcalになる必要があります。これは1日あたりにすると約470kcalです。運動による消費エネルギー量の増大は簡単なことではありません。30分間の歩行を行っても80kcal程度の消費にしかならないためです。運動によるエネルギー消費量の増大に加え、食事によるエネルギー摂取制限も行わなければ減量はむずかしいです。しかし、今の体重から3～5％減量するだけでも、血糖コントロールは改善することが知られているため、少しずつでも減量に取り組みましょう。

筋肉量の維持・増大

　減量により筋肉量が減少すれば、糖を取り込む量も減少することになるのでインスリン抵抗性は改善されません。筋肉量を保持するためにも運動は必要です。理想的な減量は、筋肉量を維持したうえで脂肪だけを減少させるこ

第4章

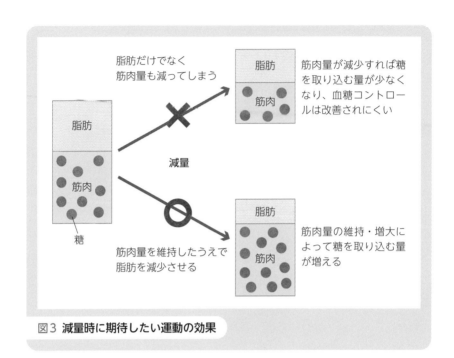

脂肪だけでなく
筋肉量も減ってしまう

筋肉量が減少すれば糖を取り込む量が少なくなり、血糖コントロールは改善されにくい

減量

筋肉量を維持したうえで
脂肪を減少させる

筋肉量の維持・増大によって糖を取り込む量が増える

脂肪

筋肉

糖

図3 減量時に期待したい運動の効果

とです（図3）。

　そもそも、身体を楽に動かせる能力があってこそ運動ができます。筋力が衰えて身体が動かしにくい状況になると、ロコモティブシンドローム（ロコモ）やサルコペニアといった病態に進展していくことが予想されます。

　ロコモティブシンドロームとは、骨・関節・筋肉・神経などの運動器の障害により立ったり歩いたりするための身体能力（移動機能）が低下した状態を指します。また、サルコペニアとは加齢による筋肉量の減少および筋力の低下のことを指し、立ち上がる、歩くなどの基本的な日常生活動作に影響が生じる可能性があります。ロコモティブシンドロームやサルコペニアになると、ますます運動が困難になって、よりいっそう筋力が衰えてしまうという悪循環に陥ります。

　このような状況は、血糖コントロールに不利であるばかりだけではなく、日常生活活動が困難になって生活の質までも低下してしまうことが心配され

ます。運動をすることで、この悪循環に陥らないようにする、あるいは断ち切ることができるようにしたいものです。

基礎代謝量の維持・増大

ヒトが生命を維持するうえで消費している最低限のエネルギー量が基礎代謝量です。基礎代謝量は1日の総消費エネルギー量の約60％を占め、筋肉量と関係しています。食事制限や運動不足などによる筋肉量の減少は、基礎代謝量の減少をまねきます。基礎代謝量が減少すればエネルギー消費量の増大を図ることができず、減量に結びつきません。したがって、運動は基礎代謝量の維持・増大のためにも重要だといえます。

そのほかの効果

運動は、糖尿病や高血糖だけではなくメタボリックシンドローム（メタボ）や高血圧、脂質異常症、非アルコール性脂肪性肝疾患（NAFLD）などの生活習慣病の予防と改善に役立ちます。そのほかにも、心肺機能の向上、精神的ストレスの軽減、そして認知機能の低下を防ぐことが知られています。

（井垣誠）

3 運動の効果は「ニート」が知っている

1日のエネルギー消費量はどのくらい？

　1日あたりのエネルギー消費量（総エネルギー消費量）は、基礎代謝量、食事誘発性体熱産生（DIT）、運動、運動以外の身体活動に分けられます（図4）。

　基礎代謝量は総エネルギー消費量のなかでの割合がもっとも大きく、年齢、性別、体格、筋肉量などによって決定されます。さまざまなウェブサイトで年齢、性別、身長、体重を入力することでその値を求めることができますので、ぜひ計算してみましょう。食事誘発性体熱産生は食事摂取による内臓の消化・吸収に伴うエネルギー消費のことで、総エネルギー消費量の約10％を占めるといわれています。

　スポーツ選手のように運動量が非常に多い一部の人を除き、運動が総エネ

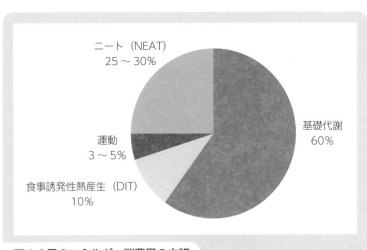

図4 1日のエネルギー消費量の内訳

身体活動によるエネルギー消費量のうち、ニートに比べて運動が占める割合は少ない。

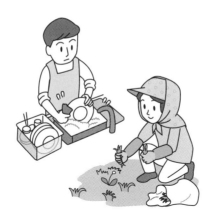

家事や買い物、通勤、仕事、農作業、趣味活動などが「ニート」に含まれる。

ルギー消費量に占める割合は小さいです。一般的に、総エネルギー消費量に占める運動の割合は3〜5％程度だと考えられています。一方で運動以外の身体活動は、ニート（non-exercise activity thermogenesis：NEAT）と呼ばれ、総エネルギー消費量に占める割合は25〜30％です。ニートは生活活動としてのエネルギー消費であり、家事や買い物、通勤などの移動、仕事、農作業、趣味活動などさまざまな活動が含まれます。

ニートを増やすと血糖値が下がる

有酸素運動やレジスタンス運動が血糖コントロールを改善させる効果については多くの報告があります。そのなかでも運動の時間については、糖の利用および脂肪の燃焼が起こりはじめる20分以上の運動が推奨されてきましたが、近年、短時間の運動を数回くり返す、いわゆる「細切れ運動」の効用が示されるようになりました。かならずしも持続的な運動でなくても、1日の総運動時間が同じであれば、細切れ運動でも十分な血糖降下作用が得られます。以下に、断片的に行われる運動でも血糖コントロールの改善に有用であることを示す研究を紹介します。

血糖値が高めの高齢者を対象に、①1日1回、午前10時30分から45分間の

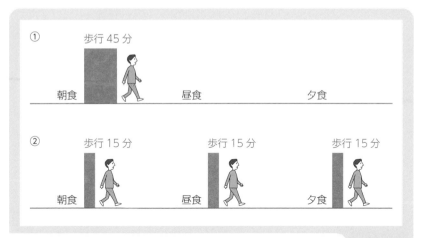

図5 運動を小分けにしても血糖値は低下する（文献1を参考に作成）

①、②どちらのパターンでの運動でも、24時間の平均血糖値は改善される。夕食後3時間の血糖値は①よりも②のほうが低下していた。

連続歩行を行うグループ、②1日3回、毎食30分後から15分間の歩行を行うグループに分け、持続血糖測定によって血糖変動を調べた研究があります。その結果、両方のグループで24時間の平均血糖値は改善しました。そして、夕食3時間後の血糖値は②が①より低下していたことが報告されています（図5）¹⁾。

また、健康な成人を対象に、1日9時間のデスクワーク中に、①1日1回、30分間の歩行をした場合と、②30分ごとに1分40秒間の歩行をした場合とで血糖値の変化に違いがあるかを調べた研究があります。その結果、30分ごとに1分40秒間の歩行をした場合では、1日1回30分間の歩行をした場合と比べて血糖値が低下していたことがわかりました（図6）[2]。

このように、計画的に行う長時間の運動に限らず、座位での仕事中といった連続した座りっぱなしの時間のなかで、少しだけ立って歩くことでも血糖コントロールの改善につながる可能性があることがわかってきました。

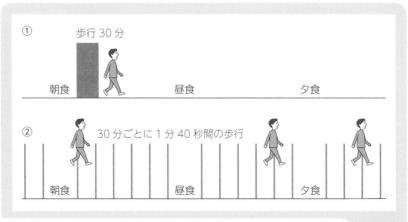

図6 デスクワーク中でも座りっぱなしを避ければ血糖値は低下する
（文献2を参考に作成）

9時間のデスクワーク中の運動について、30分ごとに1分40秒間の歩行をした場合では、1日1回30分間の歩行をした場合と比べて血糖値は低下していた。

基本的な運動療法としての
有酸素運動とレジスタンス運動も忘れずに

○有酸素運動

「有酸素運動」とは持続的に行える全身運動のことで、ウオーキングや自転車こぎ、水中運動、ラジオ体操などさまざまなものがあります。有酸素運動を行う場合、重要となるのは運動の強さの設定です。たとえばウオーキングでは、ゆっくりと歩く、普通の速度で歩く、速く歩くといったように、歩く速度で運動の強さが異なります。当然、速く歩いたほうが強度は高くなり、それに伴い運動中の心拍数や呼吸数も上がります。しかし、強度が高くなりすぎれば心拍数がさらに上昇して呼吸は乱れ、下肢の疲労感も合わさって運動の持続が困難な状況に陥ります。この状態は「無酸素運動」であり、高血糖に対する運動としては適していません。

体力に差がある2人が同じ速度でウオーキングを行った場合、1人は有酸素

運動として楽に歩き、もう1人は無酸素運動となって息切れしてしまう可能性があります。したがって、集団で運動をする場合は、なるべく参加者の体力を合わせる必要があります。運動をしている人が「楽である」から「やや きつい」と感じる程度の運動が適切です。どこでも、1人でもできる有酸素運動の種目を決めておきたいものです。

○**レジスタンス運動**

　レジスタンス運動（抵抗運動）とは筋力トレーニングのことで、筋力・筋肉量の増大を目的とした運動です。レジスタンス運動は有酸素運動と同様に、血糖コントロール改善に対して有用な運動種目として位置づけられています。そして、有酸素運動とレジスタンス運動の併用がもっともHbA1cを低下させることも報告されています。

　具体的な運動としては、スクワットや腕立て伏せなどの自分の体重を利用した方法、自分の体重をかけずに重錘バンドやゴムチューブ、ダンベルなどを利用した方法があります。膝関節痛などの下肢関節疾患がある場合や立位が不安定な場合には、体重をかけない方法をとると、痛みを起こさず安全に運動ができます。運動による筋肉への糖取り込み作用は、運動した筋肉にしか認められません。したがって、運動の効果を得るためには、全身的でかつ大きな筋肉を使用したプログラムが推奨されます。

　レジスタンス運動は、息を止めずに行うことが重要です。息を止めて行うと血圧が上昇しやすく、網膜症などの合併症に悪影響を与えてしまう可能性があります。低い強度から開始し、徐々に強度を上げていくことが基本です。スポーツ選手が行うような高強度の負荷ではなく、有酸素運動のように楽にくり返すことのできる負荷が安全です。レジスタンス運動は家庭でも簡単に実施できることから、雨天でも行える運動として身体活動量の増加に役立ちます。

（井垣誠）

4 令和は「隠れ運動」の時代です

座位時間の短縮とニートが重要

　まず、用語の使い方を整理しておきます。人が身体を動かすことのすべてを「身体活動」と呼びます。そして身体活動には、「運動」と「生活活動」が含まれます。すなわち、「身体活動＝運動＋生活活動」という関係になります（図7）。

　ここでいう運動とは、計画的に行われるウオーキングやサイクリング、各種スポーツのことを指します。前述したように、人の身体活動によるエネルギー消費は、計画的に行われた運動よりもそれ以外の生活活動によるものが大きいため、血糖改善にはその人自身の生活全体を見渡す必要があります。

　近年、「座位行動」という言葉が注目されています。座位行動とは、夜間の睡眠時以外で座ったり寝転んだりしている時間のことです。ある研究では[3]、ニートと体重の関係を調べるため、肥満の人と痩せた人を対象に姿勢と動いている時間を測定しています。その結果、痩せた人では肥満の人より座位時間が1日164分短く、立位もしくは動いている時間が1日152分多かったこと

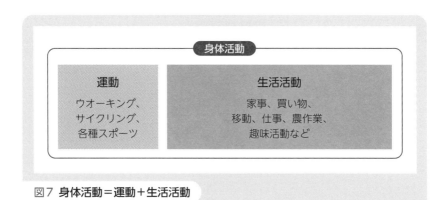

図7　身体活動＝運動＋生活活動

があきらかになっています。つまり、座位時間が長く、ニートが少ないと肥満になることが示されています。

　また、先進国においてはテレビの視聴時間が長い傾向にあることが指摘されていますが、海外ではテレビの視聴時間と各疾患の発症リスクの関係が報告されています。ある研究[4]によると、1日のテレビ視聴時間が2時間増えると、2型糖尿病の発症リスクは20％、心疾患のリスクが15％、それぞれ高くなっていました。したがって、テレビの視聴時間を有効に使い、運動を取り入れることが理想的であると考えられます。「運動を増やす」という考えだけではなく、「安静を減らす」という観点からも運動の仕方を検討する必要があります。

今よりも少し運動を増やす

　日本糖尿病学会のガイドライン[5]では、糖尿病の運動療法は週に150分以上、週に3回以上、歩数であれば1日トータルで8,000歩程度が目安とされています。大規模研究では、運動量で5段階に分類すると、最低群（週60分未満）に比べて下から2番目（平均週92分、1日約15分）の群でも余命が3年延びています。運動時間が1日あたり15分増えるごとに全死亡が4％、がん死亡が1％減少していました。その効果は年齢や性別に無関係で、心血管系のリスクがある人にも当てはまるとされています[6]。

　このことから、ある一定の運動量以上でないと運動の効果が認められないというわけではなく、今よりも少し運動を増やすだけでも効果が期待できると考えられます。

（井垣誠）

5　「隠れ運動」を増やすための20の提案

提案１：電車やバスでは座らない

　電車やバスの乗車中に立つことは、揺れる刺激によって身体が動揺し、バランスを保つために多くの筋肉を使います。もちろん転ばないようにするために、つり革や手すりを持つことが基本です。立つことがむずかしい場合は、背中を背もたれにつけずに座ることで体幹の筋肉（腹筋や背筋など）が活動します。ふだん、安静にしている時間が運動の時間に変わります。30分以内の乗車であれば、座らないようにチャレンジしてみてはいかがでしょうか。

提案２：通勤時の徒歩移動は遠回りする

　通勤時の徒歩移動は最短ルートを選びがちですが、遠回りすることで運動量を増やすことができます。自宅を少し早く出発し、歩く時間を増やします。時間がとれない場合は、同じ道でも少し早歩きをすることでエネルギー消費量がアップします。

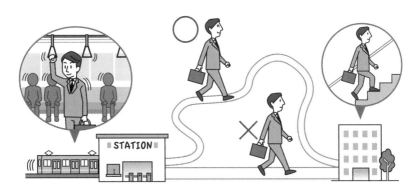

通勤時間や仕事中のすきま時間は、運動の機会を増やす絶好のチャンス。

提案3：職場では別の階、あるいは遠くのトイレを使う

　職場でトイレに行く機会は、運動できるチャンスとなります。大きな建物であれば、階段を使って別の階のトイレや遠くのトイレまで移動することで歩数を増やすことができます。

提案4：階段を使う

　階段昇降は、日常生活活動のなかでもっとも運動の効果を期待できるものといえます。階段昇降運動の効果的な方法は、12〜15段くらいの階段の昇降をくり返すことです。長時間実施する必要はなく、3分程度の運動を、休憩を挟んで2回行うくらいでよいです。転倒予防のために手すりを持っても問題ありません。数階分の階段を上り続けることは、運動の強度が高くなりすぎて息切れしてしまう可能性があるので、1階分の昇降をくり返したほうが効果的です。

　ただし、膝関節痛などの下肢関節疾患を有する人は階段昇降運動を実施しないでください。

提案5：近隣の場所へは徒歩で移動する

　ふだん自動車や自転車を使って移動している近隣の場所へは、歩いて向かうよう心がけます。長年の習慣から「あの場所に行くには自動車で」という考えになってしまいがちです。今一度、移動距離や歩行時間を踏まえ、歩く時間を確保してはいかがでしょうか。

提案6：駐車場では、車を建物の入口からなるべく遠くに止める

　スーパーマーケットなどの駐車場では、入口から近い場所を選んでしまいがちだと思います。できるだけ遠くの場所に自動車を止めて、少しでも長く歩くように心がけます。

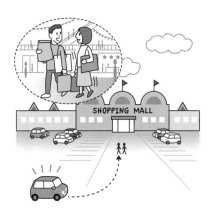

車で移動する際も、ちょっとした工夫で運動時間を増やすことができる。

提案７：大型店舗では、店内を隅々まで歩く

　スーパーマーケットやショッピングモールなどの大型店舗を隅々まで歩く
と、かなりの移動距離になります。施設によっては、ウオーキングコースが
設定され、距離や消費エネルギー量が示されているところもあります。ふだ
ん立ち寄らないエリアに行くことができ、新たな発見があるかもしれません。
天候に左右されず、安全に歩くこともできるため、おすすめします。

提案８：食材は買いだめせず、その日のぶんだけ購入し、
　　　　　外出の機会を増やす

　いつでも買い物に行ける環境の人は、食材を買いだめしないよう心がけま
しょう。買い物に出かけることは運動量の増加につながります。可能な限り
その日に使うぶんだけ購入し、明日のぶんの購入は控えます。食品ロスの減
少にも役立つと思います。

提案９：風呂掃除をする

　毎日の家事動作のなかで、風呂掃除はもっとも全身の筋肉を使う作業だと

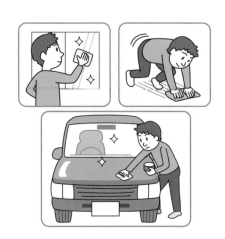

全身を使って掃除をしよう。

思われます。中腰姿勢で下半身の筋肉が、浴槽掃除で上半身の筋肉が活動します。忙しい生活のなかで風呂掃除は面倒なことですが、念入りに行うことでかなりの運動量になります。便利な道具は使わず、スポンジでお風呂の隅々まで作業することをおすすめします。

提案10：窓ふきをする

窓ふきは、頻回に行う作業ではないかもしれません。しかし、作業の動作は全身の筋肉を使うので、運動だと思ってチャレンジしてみてはいかがでしょうか。

提案11：床のモップがけ、雑巾がけをする

自宅の掃除のなかで、もっとも手軽にできて頻回に行うべきものは、床の掃除だと思います。立位でのモップがけでもよいのですが、かがんで雑巾がけをすることで、エネルギー消費量はさらにアップします。

提案12：洗車は自分でする

　洗車は休日の運動量アップに最適な活動だと思われます。ガソリンスタンドでの洗車機には頼らず、自分の手で洗うように心がけてはいかがでしょうか。手洗いすれば、洗車機では届かない所まできれいになります。

提案13：リモコン、ティッシュペーパー、ゴミ箱は
　　　　身の回りに置かない

　身体活動量の向上には、ある程度の「意志」が必要です。身の回りに置いてあるものは遠くに片づけ、動くきっかけをつくりたいものです。しかし、面倒だからテレビのチャンネルを替えないとすれば本末転倒ですので注意してください。コツコツと動くことが重要です。

提案14：ティッシュペーパーやゴミ箱など、
　　　　各部屋に置いてあるものは数を減らす

　テレビのリモコンと同様に、ティッシュペーパーやゴミ箱は身の回りに置きがちになります。それらは各部屋に置くことが多いと思います。配置する数を減らすことで、家のなかでの移動が増えるよう心がけます。

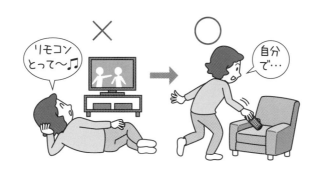

家の中でもこまめに動く工夫を。

第4章

提案15：「〇〇を取って」など、
　　　　人に頼みごとをしない

　立ち上がることが面倒なとき、つい家族や近くの人に「〇〇を取って」といってしまいがちではないですか？　人に頼まず自分で動くことが、健康への一歩です。

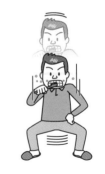

提案16：歯磨き中は、スクワットや
　　　　つま先立ち運動を行う

スクワットのほかに足踏み・つま先立ちもOK！

　口腔ケアとして、時間をかけて歯磨きを行うことが推奨されています。時間をかけるために、座って歯磨きをする人も少なくないと思います。しかし、まとまった時間が確保されていて、さらに洗面台の前ではかならず立つことになりますから、歯磨き中は座らないように心がけましょう。歯磨きと同時に足踏みやつま先立ち、スクワットなどを行うとさらに効果的です。

提案17：立ってテレビを見る

　日本人は諸外国の人と比べてテレビの視聴時間が長いことが知られています。テレビを見る時間が長いということは、座位時間が長いことを意味しま

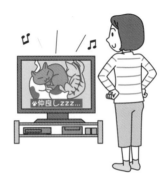

はじめは立つだけでも、慣れてきたらさらに動きをプラスできる。

す。また、テレビを見るだけではなくスマートフォンでゲームをしたり読書をする時間も同じです。このような時間を立って過ごすことで、手っ取り早い運動の時間になります。立ち続けることがつらい人は、コマーシャルのたびに立ち上がるなどの工夫も考えられます。踵を上げたり（つま先立ち）、足踏み運動を行うと、さらに運動の効果が期待できます。

提案18：こたつに入らずいすで過ごす

日本の冬は、こたつで過ごすことが伝統だと思います。また、冬でなくてもリビングでは和式テーブルで過ごしているという人は多いことでしょう。しかし、和式の生活では寝転んでしまいがちになり、床から立ち上がることが面倒になって動く機会が少なくなる人も多いようです。いすを使う生活にすると立ち上がりやすいので、それだけで自宅での活動量が増える可能性があります。

提案19：洗濯物はテーブルの上に置いて立ってたたむ

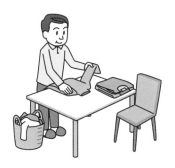

洗濯物をたたむ作業は、床に座って行うことが通常だと思います。洗濯物をテーブルの上に置き、立って作業をすれば、思ったより重心移動が多くなり、よい運動になります。

立位で行う家事を増やそう。

提案20：調理や食器洗いは、立位時間を増やす絶好のチャンス！

調理や食器洗いで台所に立つことは、立位時間の確保につながります。料理をつくることは好きでも片づけが苦手、あるいはその逆の人もいるかもしれません。まずは家事を好きになることが、座りがちな生活から脱却する一つの方法です。

（井垣誠）

引用・参考文献

1) DiPietro, L. et al. Three 15-min bouts of moderate postmeal walking significantly improves 24-h glycemic control in older people at risk for impaired glucose tolerance. Diabetes Care. 36（10）, 2013, 3262-8.

2) Peddie, MC. et al. Breaking prolonged sitting reduces postprandial glycemia in healthy, normal-weight adults : a randomized crossover trial. Am. J. Clin. Nutr. 98（2）, 2013, 358-66.

3) Levine, JA. et al. Interindividual variation in posture allocation : possible role in human obesity. Science. 307（5709）, 2005, 584-6.

4) Grøntved, A. et al. Television viewing and risk of type 2 diabetes, cardiovascular disease, and all-cause mortality : a meta-analysis. JAMA. 305（23）, 2011, 2448-55.

5) 日本糖尿病学会編・著. 糖尿病診療ガイドライン2019. 東京, 南江堂, 2019, 446p.

6) Wen, CP. et al. Minimum amount of physical activity for reduced mortality and extended life expectancy : a prospective cohort study. Lancet. 378（9798）, 2011, 1244-53.

第 **5** 章

薬、サプリ、
冠婚葬祭…
こんなときどうする？

1 薬を使うようになったらもう終わり？

糖尿病の薬は治療のサポーター

　糖尿病の治療は、よく「治療の3本柱」としてたとえられますが、近年ではそれに加えて「患者教育（療養指導）」の重要性が指摘されています（図1）。

　1番目の柱である食事療法は、どのような患者も実行可能な治療です。2番目の柱である運動療法は、血糖コントロールや身体・合併症の状態を考慮しながら医師の指導のもとに行う治療です。そして3番目の柱である薬物療法は、食事・運動療法を十分に行っても血糖コントロール目標に届かない場合に追加する治療となります。

　しかし実際には、食事・運動療法を積極的かつ継続的に行うことはかなりたいへんなことだと考えます。食事療法や運動療法は各自の生活習慣などを可能な範囲で見直し、継続的に取り組めるレベルを目標とすることが最善だと思います。薬物療法は、生活習慣の改善のみではむずかしい部分を支援（サポート）する役割だと考えましょう。

　みなさんのなかには、「薬が嫌い」「できれば飲みたくない」という人もいるかと思います。その背景には、それぞれの理由があるかと思います。ぜひ、医療者にその気持ちを相談してみてください。もしもあなたの情報不足や誤解があれば、一緒に考えることで解決できる内容かもしれません。

薬が多いと糖尿病が悪い？

　ある患者が、薬物療法について誤解していた一例を紹介します。入院中に服薬説明をしていたAさんから「自分はインスリン製剤を毎日20単位打っているが、同室のBさんに『私は1日8単位なのでAさんより糖尿病は軽いかな』といわれてショックだった」という話を聞きました。糖尿病の薬物療法を評価するのは、薬剤の量ではなく血糖コントロールの状況なのですが、そのことをAさんもBさんも誤解していたようでした。

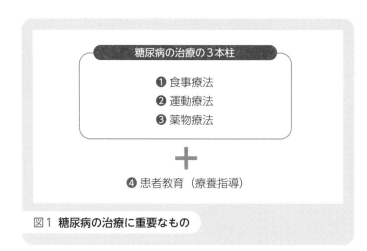

図1 糖尿病の治療に重要なもの

その後、糖尿病教室（糖尿病の治療や生活上の注意点などを、医療者が講義や実践を交えながら解説するもの。糖尿病患者を対象とした教室が多いが、病院によっては一般向けの講義も開催されている）にて上記のエピソードを紹介し、正しい薬物療法の評価について説明を行っています。

早期に治療をはじめることが「レガシー効果」を生む

かつては糖尿病治療薬の選択肢が限られており、リスクの高い低血糖といった副作用もあったことから、軽症の糖尿病患者に使用できる適当な薬剤がありませんでした。現在では、異なる作用機序をもつ薬剤が多数開発され、患者の病態（病気の状態）に合わせた治療ができる時代となりました。

また、世界中で大規模調査研究が行われ、どのような治療を行うことが糖尿病患者にとって有益なのか、少しずつあきらかとなっています。その一つとして「レガシー効果」というキーワードがあります。糖尿病患者に対して「早期から積極的な治療を行った群」と「標準的な治療を実施した群」を比較したところ、早期から治療を開始した群では、その治療効果が遺産（レガシー）として、治療開始10年後の時点でも持続していたというものです。一方、後の解析によって、よい血糖コントロール状態を継続しなければレガシー効

果はいずれ消失してしまうこともわかっています。そのため、早期の薬物療
法開始に加えて、継続的な血糖コントロール維持に努める必要がありそうで
す。

インスリン注射は怖くない？

　糖尿病の薬物療法で開始時期が遅れがちになるのは、やはりインスリン療
法ではないでしょうか。患者にとって薬を自己注射することは、薬を飲むよ
りもはるかにハードルが高いと考えます。実際に患者を診療している医師も、
インスリン療法をすすめることをためらい、インスリン導入開始時期が遅れ
てしまう傾向にあることは大規模調査研究結果でも示されています[1]。

　患者がインスリン療法をためらう理由は、穿刺痛による肉体的な恐怖感、
高額な診療費用、毎日手技を行うことへの不安感、他人からどのように見ら
れるかというストレスなどがあげられます。また、知人やインターネットか
らの誤った情報により、導入拒否につながることもあります。インスリン製
剤（注射薬）は、本来ヒトの体内にあるホルモンと同様の薬（インスリン）
を体内に入れることにより、疲弊した膵臓のはたらきを助けるものです。必
要なタイミングで少量から開始すれば、短期間で飲み薬に戻せることもあり
ます。自己注射の手技を覚えるのも、年齢的に若いほうが有利です。

　もし、医療者からインスリン療法を提案されたら、医療者と納得いくまで
相談し、短期間だけ試行する気持ちでインスリン導入を前向きに検討してみ
ることをおすすめします。

（武藤達也）

2 糖尿病の薬を誤って使用するとどうなるの？

　糖尿病の薬は、服用（使用）タイミングが特殊だったり、飲み薬だけではなく注射薬もあったりするため、誤って使用してしまう可能性があります。ここでは、誤りやすい薬の事例と、誤った場合どうなるのかについて紹介したいと思います。

薬の用法を誤った

　糖尿病治療薬では、α-グルコシダーゼ阻害薬（α-GI）や速効型インスリン分泌促進薬（グリニド薬）が「食直前」に服用するよう決められています。

　α-GIという薬には、アカルボース（販売名グルコバイ®）、ボグリボース（販売名ベイスン®）、ミグリトール（販売名セイブル®）などがあります。食事と一緒に体内に入ることで効果の出る薬なので、決められたタイミング以外に服用してもほとんど効果はありません。服用を忘れたときは1回分をスキップしましょう。

　グリニド薬には、ナテグリニド（販売名スターシス®、ファスティック®）、ミチグリニドカルシウム水和物（販売名グルファスト®）、レパグリニド（販売名シュアポスト®）があります。膵臓からインスリンを分泌させる薬なので、決められたタイミングより早く服用すると低血糖になる可能性があります。また、遅く服用すると効果が減弱してしまう可能性があります。

薬の服用上の注意を守らなかった

　GLP-1受容体作動薬には注射薬と飲み薬があり、飲み薬はセマグルチド（販売名リベルサス®）です。この薬は、適切に服用するためにいくつかのルールが決められています（表1）。これらのルールを守らないと、薬の効果が大きく減弱する可能性があります。

　通常、適切に服用していれば、1日程度服用を忘れても治療上支障はありませんが、服用ルールを守りながら生活習慣を調節する方法について、医療

第5章

表1 セマグルチド（リベルサス®）を服用するときのルール

● 空腹時に服用すること
● 120mL以下の水で服用すること
● 服用したら30分間は飲食をしないこと　など

表2 おもなGLP-1受容体作動薬の注射薬

一般名	販売名
リラグルチド	ビクトーザ®
エキセナチド	バイエッタ®
リキシセナチド	リキスミア®
持続性エキセナチド	ビデュリオン®
デュラグルチド	トルリシティ®
セマグルチド	オゼンピック®

者と相談してもよいかもしれません。

注射薬を誤った手技で注射していた

インスリン製剤やGLP-1受容体作動薬には注射薬があります。表2にGLP-1受容体作動薬の種類をまとめました。

どの注射薬も、患者が自分で注射を打ちます。注射薬をはじめるときには医療者から注射手技の説明を受けるのですが、時間が経過すると自己流の手技になってしまうことがあります。

高齢の患者では、認知機能の低下により注射したことを忘れて2回注射してしまうこともあります。その場合は、2倍量の薬が身体のなかに入ってし

まうので、低血糖となってしまう可能性が高くなります。

　長期間インスリン製剤を使用している患者のなかには、同じ部分への注射をくり返すことで注射部位が硬結（かたいしこりの状態）になっていることがあります。一般的に、硬結のある部位に注射すると薬の効果が減弱するので、インスリン製剤の必要量が増えてしまいます。その際、勝手に注射部位を硬結部分以外へ変更すると、薬の効果が大きく増強して低血糖となってしまう可能性があります。硬結に気づいたら主治医に相談し、その指導のもとで対応することが大切です。なお、注射部位を数センチずつ変更するローテーションを行うと硬結を予防できるとされていますので、かならず行いましょう。

注射薬を誤った方法で保存・保管した

　インスリン製剤やGLP-1受容体作動薬の注射薬は、使用開始前は凍結を避けて2〜8℃で保存し、使用後は室温で保管することが決められています。ちなみに、製薬企業が記載している「室温」とは30℃までのことを示しており、近年の日本の夏場の環境を考えると、そこから逸脱するケースも十分考えられます。そのため、夏期にインスリン製剤などを使用する際には注意が必要です。

　もし、冷蔵庫での保管が可能な注入器を使っている場合は、針を取り外した状態であえて冷蔵庫に保管し、使用前に常温に戻して使用するとよいでしょう。また、冷蔵庫での保管ができない注入器では、別途対策（表3）[2]をとる必要があります。

　誤った方法で保管された注射薬は、その保管時間にかかわりなく、高温であっても低温（凍結状態）であっても薬の効果が減弱してしまう可能性があるので注意しましょう。

効能・効果以外の目的で使用した

　一部の糖尿病治療薬は、血糖低下のほかに体重減少効果が期待できます。もちろん、肥満傾向の糖尿病患者では、体重を減量することで血糖コントロ

表3 高温環境下で冷蔵庫保管ができない注入器の対策（文献2より引用）

●冷蔵庫で冷やした保冷剤をタオルで包みインスリン製剤と一緒に保冷バッグに入れる（注意：冷凍庫で冷やした保冷剤は凍結させてしまうおそれがある）
●保冷剤の用意がない場合は、冷たい飲みもののペットボトルをインスリン製剤と一緒にバッグに入れる
●ポリ袋に入れたインスリン製剤を湿らせたフェイスタオルで包み、気化熱を利用して保冷する
●直射日光にはあてない
●屋内であっても風通しのよいところに置く

ールにもよい影響があります。

　近年、インターネットで「糖尿病薬　ダイエット」と検索すると、GLP-1受容体作動薬やSGLT2阻害薬に関連する項目がヒットし、時には「○○ダイエット」として紹介されているものもあります。これに関して日本糖尿病学会では、糖尿病ではない人がダイエット目的で糖尿病治療薬を服用・使用することについて「安全性や有効性は確認されていない」として推奨していません[3]。医療機関で自由診療で行っているものも含め、安易に飛びつくことは避けるべきかと考えます。

（武藤達也）

3 サプリメントや健康食品で 本当に血糖はよくなる？

サプリメントや健康食品の定義

多くの人に認知されている「サプリメント」や「健康食品」ですが、その用語に法規的な定義はありません。

一般的に「サプリメント」は、特定の成分を濃縮し錠剤やカプセル剤として製造されたものです。食品のまま摂取するよりも、効率よく目的の成分を身体に取り込むことが可能です。また「健康食品」は、健康の保持や増進に効果があるとされている食品全般が該当します。広義の意味では、健康食品のカテゴリーの一つとしてサプリメントが分類されます。

おもな食品の表示制度と健康食品

わが国では、行政的にいわゆる「食品」を分類するために、「保健機能食品」グループ（特定保健用食品、栄養機能食品、機能性表示食品）と「一般食品」グループ（機能性食品、栄養補助食品、健康補助食品などのその他健康食品、一般食品）に分けています（図2）[4]。

「保健機能食品」グループは、国が制度を創設して表示を許可しているものであり、「一般食品」グループはそれ以外のものとなります。一方、「その他健康食品」として販売（輸入）されている製品のなかには、違法に医薬品成分を含有したり、医薬品のような効能・効果を表記したりした製品で、行政の確認により判明した「無承認無許可医薬品」の存在もあきらかになっています。また、製品によっては、主治医から処方された薬と一緒に服用することで低血糖を起こしたという報告もありますので注意が必要です。

ここでは、代表的な健康食品として「保健機能食品」グループについて紹介します。

第5章

123

	食品に機能表示が可能 (保健機能食品)			機能表示不可 (一般食品)	
	特定 保健用食品 (トクホ)	栄養機能食品	機能性表示 食品	そのほか 健康食品	一般食品
認証 方式	国による 個別許可	自己認証 (国への届け出 不要)	自己認証 (販売前に国への 届け出が必要)		
可能な 機能性 表示	健康の維持、 増進に役立つ または適する 旨を表示(記 載例：糖の吸 収を穏やかに します)	栄養成分の機能 の表示(国が定 める定型文)(記 載例：カルシウ ムは、骨や歯の 形成に必要な栄 養素です)	健康の維持、増進 に役立つ、または 適する旨を表示 (記載例：Aが含 まれ、Bの機能が あることが報告さ れています)		
マーク	あり	なし	なし		

図2 行政による食品の分類 (文献4より引用)

○特定保健用食品（トクホ）

　特定保健用食品（トクホ）とは、生理学的機能などに影響を与える成分を含む食品のことです。血糖、血圧、血中のコレステロールなどを正常に保つことを助けたり、おなかの調子をととのえたり、骨の健康に役立ったりするといった、特定の保健用途に適するものです。製品ごとに有効性・安全性について審査を受け、表示について消費者庁長官から許可されています。

　許可された食品は、トクホのマークと特定の保健機能を表示することができます。血糖に関連するトクホの記載例としては、「食後の血糖値が高めの方、食後に含まれる糖質が気になる方に適した食品です」などと表示されています。

表4 機能を表示することができる栄養成分

脂肪酸（1種類）	n-3系脂肪酸
ミネラル（6種類）	亜鉛、カリウム、カルシウム、鉄、銅、マグネシウム
ビタミン（13種類）	ナイアシン、パントテン酸、ビオチン、ビタミンA、ビタミンB$_1$、ビタミンB$_2$、ビタミンB$_6$、ビタミンB$_{12}$、ビタミンC、ビタミンD、ビタミンE、ビタミンK、葉酸

○栄養機能食品

　人間の生命活動や健康維持に必要な特定栄養素の補給や補完のために利用されることを目的とした食品です。当該栄養成分の名称と機能だけでなく、定められた1日の摂取目安量（上限・下限量）や注意喚起なども表示する必要があります。

　栄養機能食品は、国へ個別の許可申請を行う必要がない、食品販売事業者の自己認証制度となっています。現在規格基準が定められている栄養素はn-3系脂肪酸、ミネラル、ビタミンです（表4）。なお、栄養機能食品には表示するマークはありません。

○機能性表示食品

　トクホと同様に、保健機能を「本品は、○○○が含まれているので×××の機能があります」といったように表示することが可能な食品です。トクホとの違いは、消費者庁長官の個別の審査を受けることなく、食品販売事業者の責任で保健機能を表示できるところです。

　ただし、事業者はその保健機能の科学的根拠に基づく有効性や安全性などの事項を消費者庁へ届け出る必要があります。届け出された内容は、消費者庁のホームページで確認することができます[4]。なお、機能性表示食品には表示するマークはありません。

血糖値の高い人や糖尿病患者が気になる
おもな特定保健用食品（トクホ）

　血糖値を上昇させる食品として大きな影響のある糖質は、糖類や糖アルコールなどに分類されます（図3）。多糖類は、消化酵素のはたらきにより二糖類であるマルトース（麦芽糖）に分解され、さらに異なる消化酵素で単糖類に分解されます。また、二糖類として摂取するスクロース（ショ糖）やラク

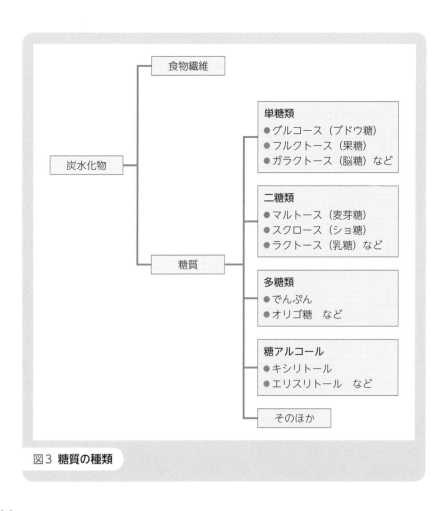

図3 糖質の種類

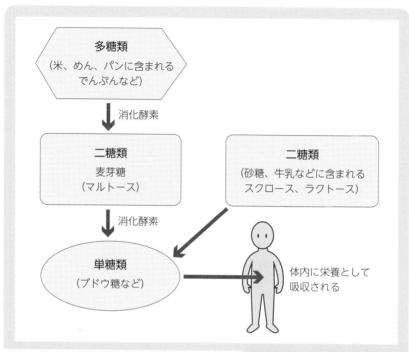

図4 多糖類や二糖類が体内に吸収される流れ

食事から多糖類や二糖類として取り込まれた糖質は、消化酵素のはたらきで分解され、最終的に単糖類として体内に吸収される。

トース（乳糖）も、消化酵素で単糖類に分解されます（図4）。

　体内ではおもにブドウ糖などの単糖類がエネルギーとして取り込まれます。そのため、通常食事として多く摂取されるでんぷんなどの糖質からブドウ糖への分解を遅らせることが、血糖値の上昇スピードに影響してきます。以下で紹介する食品の作用は、ほぼ同様の機序で効果を発揮しています。

○難消化性デキストリン

　難消化性デキストリンは小腸で消化されにくい食物繊維です。摂取することで、腸管での単糖類であるブドウ糖の吸収には影響せず、二糖類である麦芽糖の消化・吸収を遅らせます。それにより、食後の血糖値の上昇を穏やか

にするはたらきが示唆されています。

　過剰摂取により、軟便や下痢になる可能性があります。

○難消化性再結晶アミロース

　レジスタントスターチの一種で、いったん糊化したでんぷんを冷やして放置したときに形成されるものです。でんぷんなどの糖質をブドウ糖へ分解する消化酵素が作用しにくくなります。そのため、食後の血糖値の上昇を穏やかにし、満腹感を持続させるはたらきが示唆されています。

○グァバ葉（茶）ポリフェノール

　グァバ葉に含まれているタンニンやケルセチンなどのポリフェノールです。でんぷんなどの糖質をブドウ糖へ分解する消化酵素が作用しにくくなります。そのため、食後の血糖値の上昇を穏やかにするはたらきが示唆されています。

○小麦アルブミン

　小麦に含まれる水溶性たんぱく質の一種です。でんぷんなどの糖質をブドウ糖へ分解する消化酵素が作用しにくくなることにより、食後の血糖値の上昇を穏やかにするはたらきが示唆されています。

　なお、小麦アレルギーのある人は使用を控えたほうがよいです。

○豆鼓エキス

　豆鼓エキスは、大豆を発酵させた「豆鼓」から抽出したエキスです。でんぷんなどの糖質をブドウ糖へ分解する消化酵素が作用しにくくなることにより、食後の血糖値の上昇を穏やかにするはたらきが示唆されています。

　過剰摂取により軟便や下痢になる可能性があります。

○L-アラビノース

　豆類、野菜、とうもろこしなどに含まれている糖類で、自然界に広く分布する天然成分です。砂糖（ショ糖）をブドウ糖へ分解する消化酵素が作用しにくくなることにより、食後の血糖値の上昇を穏やかにするはたらきが示唆されています。

　過剰摂取により軟便や下痢になる可能性があります。

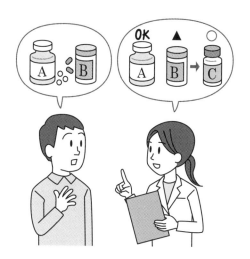

使用しているサプリメントや健康食品が自分の身体に合っているのか、
薬剤師や管理栄養士に相談してみよう。

血糖値の高い人や糖尿病患者が健康食品を使用する際の注意点

　一口に「血糖が高い」「糖尿病」といっても、食事・運動療法だけという場
合から飲み薬や注射薬を使用しているといった治療の違い、若年者から高齢
者といった年齢の違い、血糖コントロール状態の違いなど、その人ごとに状
況は異なります。そのため、「一律に健康食品の使用を禁止しなければならな
い」というわけではありません。

　みなさんのなかには、医療者に「健康食品は使用してはいけない」といわ
れ、治療に対するモチベーションが低下したり、医療者に健康食品の相談が
できなくなったりした経験のある人がいるかもしれません。

　そこで、医療者（薬剤師や管理栄養士）へ、健康食品を使用したい理由を
含めて、どのような健康食品を使用しているのかを説明し、自分の現在の病
態に合っているのかを確認してもらうことが重要です。もしも、血糖コント
ロールをかえって悪化させる、使用している薬との相性が悪いと判断された
場合は、支障がないものを別途提案してもらうのもよいかもしれません。

健康食品が高血糖や糖尿病の治療上の支障となる例としては、「健康食品を飲みやすくするための甘い味つけにより血糖値が上昇した」「薬と健康食品の作用が似ていて、低血糖や副作用（軟便や下痢）を起こした」などがあげられます。

（武藤達也）

4 巷で話題の健康法、本当に効果があるかどうか調べる方法をご存じですか？

いかにも「効果がありそう」だけれど……

たとえば、「糖尿病に効く」とGoogleで検索すると、247万件がヒットしました（2022年1月現在）。このなかで、何に本当に効果があり、何に効果がないかを確かめることは、広い砂浜でなくしたダイヤモンドの指輪を探すようなものかもしれません。

これほど多くの「糖尿病に効く」ものがあるということは、逆にいうと、

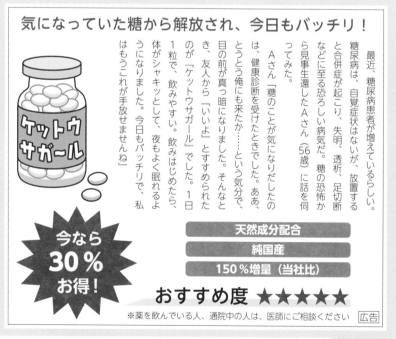

気になっていた糖から解放され、今日もバッチリ！

最近、糖尿病患者が増えているらしい。

糖尿病は、自覚症状はないが、放置すると合併症が起こり、失明、透析、足切断などに至る恐ろしい病気だ。糖の恐怖から見事生還したAさん（56歳）に話を伺ってみた。

Aさん「糖のことが気になりだしたのは、健康診断を受けたときでした。ああ、とうとう俺にも来たか……という気分で、目の前が真っ暗になりました。そんなとき、友人から『いいよ』とすすめられたのが『ケットウサガール』でした。1日1粒で、飲みやすい。飲みはじめたら、体がシャキッとして、夜もよく眠れるようになりました。今日もバッチリで、私はもうこれが手放せませんね」

ケットウサガール

今なら 30% お得！

天然成分配合
純国産
150%増量（当社比）

おすすめ度 ★★★★★

※薬を飲んでいる人、通院中の人は、医師にご相談ください　広告

図5 よくありそうな「巷で話題の健康食品？」（文献5を参考に作成）

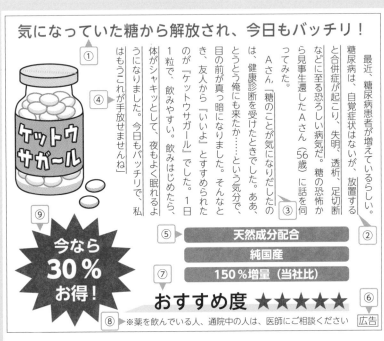

気になっていた糖から解放され、今日もバッチリ！

① ケットウサガール

④

⑨ 今なら 30% お得！

最近、糖尿病患者が増えているらしい。

糖尿病は、自覚症状はないが、放置する②と合併症が起こり、失明、透析、足切断などに至る恐ろしい病気だ。糖の恐怖から見事生還したAさん（56歳）に話を伺ってみた。

Aさん、「糖のことが気になりだしたの③は、健康診断を受けたときでした。ああ、とうとう俺にも来たか……という気分で、目の前が真っ暗になりました。そんなとき、友人から『いいよ』とすすめられたのが『ケットウサガール』でした。1日1粒で、飲みやすい。飲みはじめたら、体がシャキッとして、夜もよく眠れるようになりました。今日もバッチリで、私はもうこれが手放せませんね」

⑤ **天然成分配合** ②
純国産
⑦ **150％増量（当社比）**

おすすめ度 ★★★★★ ⑥ 広告

⑧ ※薬を飲んでいる人、通院中の人は、医師にご相談ください

①糖尿病がよくなるようなイメージのタイトルですが、よく読むと意味不明です。
②糖尿病に関する一般的事実を伝え、恐怖心をあおっています。
③「糖尿病」とは書けないので、「糖」などの疾患を暗示する言葉を用いています。
④効果に関して、具体的な数値をもって示すことはできず、そのようなデータがないことも多いです。そのため、主観的な評価で示され、本来期待される作用とは無関係な体験を語られることもあります。
⑤成分表示に関しても、あいまいなことが多いです。
⑥じつは広告であることを、できるだけ目立たないように提示しています。
⑦「おすすめ」などと表示されていますが、根拠はあきらかではありません。
⑧表示されているように、医療スタッフにまずは相談してみましょう。
⑨「お買い得」など、購買意欲をあおるような割引が提示されています。

図6 気になる広告もよく見ると……（文献5を参考に作成）

「いかに本当に糖尿病に効くものがないか」ということを意味しています。

たとえば、図5[5]のようなサプリメントの宣伝があったとします。「これを飲めば、血糖値が下がって糖尿病がよくなる。しかも、今ならお買い得だ」

というイメージを与えそうな広告です。しかし、落ち着いてよく読んでみてください。どこにも「血糖値が低下する」とか「HbA1cが低下する」といったことは書いていません（もし書いていたら薬機法違反です）。ほかにもおかしな点はたくさんあります（図6）[5]。このようにイメージだけの宣伝なので、ご注意ください。

本当にいちばんのおすすめは？

では、どうすればよいのでしょうか？　いちばんのおすすめは、糖尿病専門のクリニックや病院で相談してみることです。医師には直接聞きにくいこともあるかもしれません。そんなときは、ほかの医療スタッフに聞いてみるとよいでしょう。看護師や薬剤師、管理栄養士に相談することをおすすめします。糖尿病専門でなくても、内科を専門とするクリニックのスタッフならよいかと思います。

また、「日本糖尿病療養指導士（CDEJ）」という資格をもっている医療スタッフがいれば理想的です。CDEJのいる施設は、日本糖尿病療養指導士認定機構のホームページから探すことができます（https://www.cdej.gr.jp/modules/general/index.php?content_id=4）。CDEJは、日本糖尿病療養指導士認定機構のホームページにも掲げられているマークのバッジをつけています。また、CDEJのポスターを掲示している薬局、医療機関で相談することもおすすめします。

（細井雅之）

5 なるべくお金をかけずによくする方法を考える

糖尿病の医療費はどのくらい？

　医療費を増やしたいという人はいないと思いますが、糖尿病にかかる医療費はどれくらいかご存じですか？

　年齢や罹病期間でも異なりますが、平均で年間の医療費は糖尿病の人では糖尿病のない人より約20万円高いようです。罹病5年未満で年間約25万円かかり、15年ぐらいで約75万円かかると報告されています（図7、8）[6, 7]。

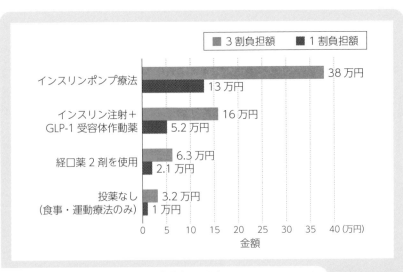

図7 糖尿病外来診療での年間支払額の目安（文献6を参考に作成）

早期から医療機関にかかり、投薬なしでも血糖値の管理がOKなら、医療費は毎月900〜2,700円で済む。ところが、高血糖が続き薬物療法がはじまると、医療費は2〜5倍に上昇してしまう。

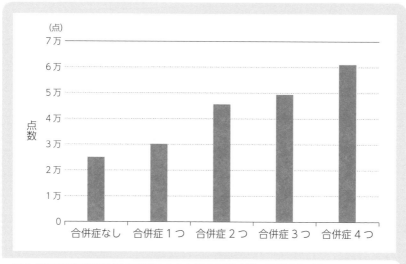

図8 糖尿病合併症数別の患者1人あたりの保険点数（2003年度）（文献7より引用）

少し古いデータだが、糖尿病治療はできるだけ早期から開始し、合併症を起こさないようにすれば、医療費も安く済むことがわかる。逆に高血糖が続き合併症が増えれば、医療費も2～3倍に上昇してしまう。

健康食品ならお金がかからない？

では、「健康食品」に頼って医療機関に行かないという作戦はどうでしょうか？

まず、「健康食品」が本当に副作用なく、血糖値を下げる効果があるかどうかが、まったく不明であるという問題があります。医薬品ではないため、「血糖値を下げる」といえず、「血糖値が気になる人へ」としかいってはいけません。しかも、そういった「健康食品」は高価格のものが多く、なかには毎月1万円以上かかるものもあるようです。

一方、保険診療（3割負担）の場合は、たとえばメトホルミンという糖尿病治療薬1剤の処方を受け、血液検査をした場合でも毎月の料金は4,200円程度です。また、何よりも確実に血糖低下効果が実証されています。どちらが得か、落ち着いて考えればすぐにわかるかと思います。

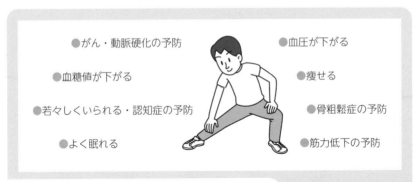

●がん・動脈硬化の予防　　　●血圧が下がる

●血糖値が下がる　　　　　　●痩せる

●若々しくいられる・認知症の予防　　●骨粗鬆症の予防

●よく眠れる　　　　　　　　●筋力低下の予防

図9 運動療法の多面的メリット（文献5を参考に作成）

「Exercise is Medicine（EIM®）」といわれているように、運動そのものが薬になる。しかももっとも安価で、いつでも、どこでも、誰にでも手に入る薬である。

　そして、もし「健康食品」で血糖低下効果がないまま数年も経ってしまうと、合併症が起こるリスクが上昇します。合併症が進行してしまうと医療費は激増します。たとえば腎症の場合、尿たんぱくが（3＋）の人の医療費は、尿たんぱくが陰性の人の約1.9倍になります。また、血液透析になってしまうと年間500万円ほどかかります。そして週3日、1回2〜3時間かかる血液透析を受けるための通院が必要になってしまいます。

　また、途中で完全に治療を中断してしまうと、数年後に脳卒中、心筋梗塞、腎不全によるむくみ、呼吸困難、足壊疽といった合併症をひき起こすリスクが高まります。そのため、通院中の人は決して通院中断をしないでください。

適切な治療を受けることがいちばん経済的

　このように、できるだけ早期から医療機関にかかって適切な治療を受けることがいちばん安上がりです。そのなかでも、「食事療法」と「運動療法」は、お金をかけずに血糖低下効果が実証されている治療法です。

　食事療法を行うと、適切なバランスのとれた食事をすることで外食の回数や嗜好品をとる量が減り、食費の節約も期待できます。一方で運動療法においては、近年「Exercise is Medicine（EIM®）」という言葉がトレンドになっ

ています。これは、その名のとおり、「運動することで薬の効果が得られる」ということで、運動療法を継続することで、血糖低下効果が続き、使用している薬を減らせる可能性があることを意味します。しかも運動には、血糖低下効果のほかにも減量、良眠、筋力低下予防、血圧低下、動脈硬化予防、骨粗鬆症予防、サルコペニア予防、認知症予防、がんの予防が期待できます（図9）[5]。

＊　＊　＊

　以上、なるべくお金をかけない方法としては、「食事、運動療法に取り組み、必要最低限の薬物療法をタイミングを逃さずに保険診療で受ける」ことがおすすめです。最終的にはもっともお金をかけずに「糖尿病でない人と変わらない健康な人生」を達成することができるといえます。

（細井雅之）

6 血糖値が高いことを、ほかの人に話すべき？ 隠しておいたほうがよい？

「血糖値が高い」ことを、そのままにしておきがちだけど……

健康診断の結果で、「血糖値が高い」といわれたことがある、あるいは、以前病院で「糖尿病の気がある」といわれたが、「とくに変わったこともないので、病院には行かなくなった」という話を耳にすることは珍しくありません。これは、本人が悪いわけではなく、血糖値が高めであっても症状がないことがほとんどですので、ある意味仕方のないところがあります。

定期的に通院していなければ、「血糖値が高い」といわれたことがあるという記憶は残りますが、ふだんはそれを忘れて過ごしてしまうのだと思います。そのまま「血糖値が高い」状況を長期間放置しておいた結果、立派な糖尿病となって、目が見えにくくなり眼科受診をした際に「糖尿病が原因である」と告げられたという患者にたくさん出会ってきました。

「血糖値が高い」ことは、気心が知れた人に相談するとよい？

「血糖値が高い」といわれたら、ほかの人にその話をしたほうがよいのでしょうか。

「これまで、はっきりと糖尿病といわれたことがなかった」という人も、ほかの人に話したことがきっかけで、「放っておかないほうがよい」「病院でしっかり調べてもらったほうがよい」といわれて、受診することにつながったというケースがあります。そのため、まずは気心が知れた人に話をしてみるとよいと思います。

なかには、糖尿病といわれて病院に定期的に通院していたが、仕事が忙しいことや、医療費が経済的に負担となったことなどを理由に、足が遠のいたという人もいるかもしれません。治療を中断して病院に行きにくくなった人は、まずは周りの人に話をして、一人で思いあぐねることにならないように

することをおすすめします。

「糖尿病」だということも、ほかの人に話したほうがよい？

○支障がなければ無理に話さなくてもOK

では、糖尿病がある人は、ほかの人に話をしておいたほうがよいのでしょうか。

現時点で、食事や薬、インスリン注射も支障なくうまくできているという人は、わざわざ周囲の人に話さなくてもよいと思います。自分で周りの人に話すことのほうが、負担や面倒を感じると思うようであれば、本人の意思が優先されるべきだと思います。

○低血糖の心配がある人は、信頼できる人に話したほうがよいことも

ただ、治療法のなかでもとくにインスリン療法は、周りの人が知らないと、外出先や職場、学校などで注射を打ちにくく、負担を感じているというケースがあるかもしれません。そのため、身近な人のなかで、「この人に知っておいてもらうとよさそうだ」という人には話をしておくとよいでしょう。

また、低血糖状態になった際に、自分よりも先に、周りの人が気づいて教えてくれるという話もよく耳にします。これは、ふだんから周りの人に、自分が糖尿病であることや、低血糖を起こしやすい薬を飲んでいたりインスリン療法中であること、低血糖になる可能性があることを伝えているからこそだと思います。

ほかの人に話をしたほうがよいかどうか迷ったときは、まずは話しやすい医療者、もしくは家族、あるいは患者会のメンバーなど、糖尿病のことをよく知っていて、親身になって考えてくれそうな人に相談するとよいと思います。

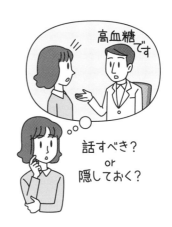

「血糖値が高い」ということを周囲に話すかどうか迷っている人は多い。

低血糖以外にも、仕事上の付き合いでお酒をすすめられたときに「『糖尿病なので……』と話せば断りやすい」といった話を聞いたこともあります。生活するなかで、糖尿病であることをうまく利用するとよいのではないでしょうか。

結局は「話してみないとわからない」

　糖尿病であることを周囲に話さないでいることは、よくないことなのでしょうか。いろいろな考え方があると思いますが、自分にとってよいか悪いかは「話してみないとわからない」というのが正直なところではないでしょうか。

　これまで、「就職する際に、勤務先にいうべきか、いわざるべきか」と、患者と一緒に悩んだ経験があります。仕事の場合、職種によっては安全面を考慮する必要があることも少なくありません。そのため、とくに血糖コントロール状態が安定していない場合は、周囲に伝えておくことが望ましいケースもあります。必要に応じて医療者から説明してもらうといった対応も考慮しつつ、自分にとって過ごしやすい環境をととのえることができるようにしてもらいたいと思います。

（水野美華）

7 暮らしの「はてな」を解決する20の提案

「血糖値が高い」「糖尿病です」といわれたら、食事や運動に気をつけて、人によっては薬の助けも借りながら血糖値をコントロールしていきます。ふだんの食事や運動、また薬の使い方については、病院で医療者から説明を受けますが、日常生活のなかでは、ちょっとした「このようなときはどうすればよいの？」という疑問が出てくると思います。また、旅行のときや体調を崩したとき、最近は災害時の対応も気になるのではないでしょうか。

以下に、暮らしのなかで出会いそうな20の「はてな」と、それに対する提案をあげました。ぜひ参考にしてください。

提案１：アルコールとの付き合い方

アルコールを飲むと、食欲が増して食べすぎてしまう、あるいは低血糖に気づきにくくなるなど、さまざまな影響が現れます。血糖コントロールがよい状況であれば、適量のアルコールを摂取することはよいとされています。

ただし、なかには仕事の付き合いでたくさん飲んでしまう人や、「お酒を飲

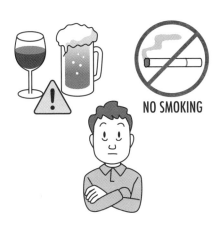

アルコールは控えめに、タバコはやめてしまうことがおすすめだ。

むことだけが楽しみだ」という人もいるのではないでしょうか。現在の血糖コントロール状況や合併症の有無など、自分の糖尿病の状態に合った"適量"について、まずは医療者と相談することからはじめてください。

提案2：禁煙の重要性

「タバコは身体に悪い」ということは、いうまでもなく多くの人がわかっていることだと思います。糖尿病があることだけでも血管を傷める可能性は高くなっていますが、タバコを吸っているとそれらに拍車がかかってしまいます。

現在は禁煙をサポートする薬などもありますが、いちばん大切なのは本人の「意志」です。やめる勇気をもって、禁煙にチャレンジしてみてください。

提案3：低血糖対策

血糖値を下げる薬やインスリン製剤を使用している人は、低血糖に注意する必要があります。食事時間が遅れたときや、身体をよく動かしたときなど、いろいろな原因で血糖値が下がりすぎることがあります。低血糖がいつ起こってもつねに対処できるよう、ブドウ糖や砂糖などを持ち歩きましょう。

また、低血糖は予防することも大切です。医療者と相談して、自分に合った予防策を知っておくことをおすすめします。

提案4：水分摂取のすすめ

血糖値が高いときの症状の一つに、口渇（のどの渇き）があります。これは脱水によるもので、とくに血糖コントロール状態が悪いときには水分をしっかりとることが重要です。水分といっても、ジュースやスポーツドリンク、栄養ドリンクなどは血糖値を上げる可能性があるもの

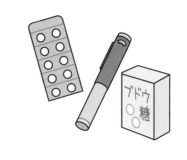

血糖値を下げる薬やインスリン製剤を使用中の人は、低血糖対策も重要。

も多いので、水やお茶を飲むように心がけてください。

　水かお茶ならば、冷たいものでも温かいものでもよいですし、種類にもこだわらなくてよいので、自分の飲みやすいものを飲むようにしてください。また、一度にたくさん飲むよりも、こまめに飲むような習慣をもてるとよいと思います。

　糖尿病以外の病気で水分制限のある人は、医療者と相談することをおすすめします。

提案5：旅行について

　薬物療法をしている人は、飲み薬やインスリン製剤など、持ち物が増えますが、補食なども忘れずに持って行くようにしましょう。「悪天候のために交通機関がまひして、電車や車のなかに長時間閉じ込められた」「旅行途中で飲み薬やインスリン製剤を置き忘れてしまった」など、旅行中は想定外の事態に遭遇する可能性があります。ある程度、余裕をもった準備をして、いざというときにあわてなくて済むようにしましょう。

　また、旅行の際の食事は、楽しみの一つでもあると思いますので、おいしく食べてよい思い出をつくってほしいと思います。旅行から戻ってきてから

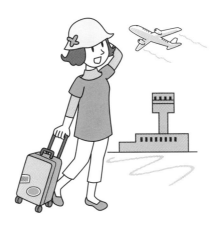

いざというときにあわてないよう、しっかりと準備をして旅行を楽しもう。

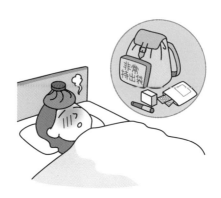

シックデイや災害発生時など、もしものときに安心できるように、
日ごろから医療者とも相談して備えておくことが大切。

調整できるとよいですね。

提案6：シックデイ対策

　「シックデイ」とは、糖尿病患者が下痢をしたり嘔吐をするなど体調を崩し、食事や水分がとれないときのことを指します。このような状況では、血糖値が高くなる場合もあれば低くなる場合もあります。数日で症状が改善し、水分や食事をとれるようになった場合は、消化のよいスープなどを少しずつとりながら身体を休めましょう。

　また、血糖値を下げる薬を飲んでいる、あるいはインスリン療法中の人は、血糖調整がむずかしくなることが多いです。そのため、症状が長引く場合や、血糖調整に困った場合は、早めに医療機関に相談したり受診することをおすすめします。

提案7：災害対策

　地震や台風など、いつ何時、災害に遭遇してもあわてないように、日ごろから備えをしておくことは重要です。災害に備えるにあたって、一般的な防災グッズに加え、糖尿病治療中の人は何を準備しておくとよいでしょうか。

飲み薬やインスリン製剤と注入器、血糖自己測定用の機器や検査用紙、補食として利用できる食品などを非常用の袋に入れておくようにしましょう。ただし、インスリン製剤や血糖測定関連の物品には使用期限があるので、定期的に入れ替えるよう心がけましょう。

提案８：血糖自己測定について

現在の医療保険制度のなかでは、血糖測定を行う場合はインスリン療法を行っている人が対象となっています。「朝食前と夕食前の１日２回」など、事前に指示されたとおりに測っているという人は多く、血糖値を記録して受診日に持参していると思います。

日によって、血糖値は異なります。測定した血糖値は、その前に食べた物や運動、飲み薬やインスリン製剤の効果などが影響し、高くなったり低くなったりするのです。測定した血糖値が高いとがっかりしたり、低いと不安になったりしている場合は、医療スタッフに相談してみましょう。

医療者と一緒に血糖値を見ることにより、血糖値の変化の原因が何かわかるだけでなく、治療の内容を検討したり見直すことにつながる可能性もあります。「自分の食べすぎ」だけで血糖値が上がるわけではないので、ストレス

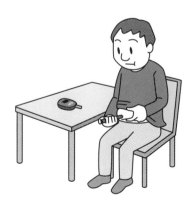

日々の血糖測定や自己注射には、見落としがちなポイントが多い。
気になったらすぐに医療スタッフに相談しよう。

145

の少ない効果的な血糖測定について、医療者と相談してみてください。

提案9：インスリン療法中の注意点

　インスリン療法にまつわる注意点はたくさんありますが、ここでは見落としがちなポイントについて説明します。

　まずは、インスリン注射を打つ部位です。「注射を打つ位置は毎回変えている」という人も、いつも打っているところを見たり触ってみてください。いつも打つあたりだけが、針を刺したことがない場所に比べて、盛り上がったりかたくなったりしていないでしょうか？　いつも同じ場所に打ち続けると、インスリン製剤の効きが悪くなり、本来の血糖値を抑える力が発揮できなくなってしまいます。日ごろから同じような場所に打たないよう意識することに加え、皮膚の状態が異常な場合は、しばらくその場所に注射しないようにするとよいでしょう。

　2点目は、炭水化物（ご飯、パン、めん類など）の摂取量についてです。血糖値に大きく関係する栄養素は炭水化物です。日ごろから、炭水化物を食べる量が大きく変わらない人はよいのですが、「食べる量が日や時間によってまちまちである」「炭水化物を食べたくないときもある」など、摂取量にばらつきがある人は、インスリン製剤の量をそれらに合わせることで、血糖コントロールが改善するケースがあります。自分の食べている炭水化物量と打ったインスリン製剤の量の記録、そして実際に記録した血糖値を見比べると、個々のパターンを把握することが可能です。

　これらの方法については、自己流で行うのではなく、まずは医療スタッフに相談して教えてもらいましょう。

提案10：睡眠について

　糖尿病と睡眠にはどのような関係があるのでしょうか。

　睡眠は短すぎても長すぎてもよいわけではなく、また、睡眠の質（寝つき、目覚めなど）についても糖尿病と関連があるといわれています。睡眠時間が短いほど、また睡眠の質が悪いほどHbA1cが高値になるともいわれていま

す。そのため、ふだんの睡眠時間が短い、寝つきが悪い、途中で何度も目が覚めるなど、よい睡眠がとれていない人は、診察の際に医療者に相談してください。

血糖コントロールを改善することで問題が解決することもあれば、睡眠時無呼吸症候群（SAS）などの原因疾患が潜んでいるケースもあります。まずは、自身の睡眠状況について意識してみてください。

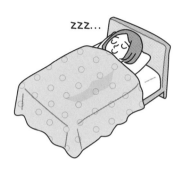

良質な睡眠が血糖コントロールによい影響を与える。

提案11：便秘・下痢について

血糖値の高い人や糖尿病患者のなかには、便秘や下痢で悩んでいる人も多いと思います。糖尿病の代表的な合併症のなかに「神経障害」がありますが、便秘や下痢に関係する自律神経の障害により、腸のはたらきをうまくコントロールできないことから、これらの症状をひき起こすのです。自律神経は腸だけでなく、胃のはたらきや血圧を含め、さまざまな身体の調節にかかわっ

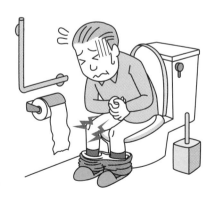

トイレの悩みは相談しにくいこともあるが、早めに医療者に話すのが吉。

ています。

　もちろん便秘や下痢は、糖尿病とは無関係に起こることもありますが、神経障害によるものは対処に困るようなケースも多いです。そのため、気になる症状がある場合は、早めに医療者に相談するようにしましょう。

提案12：ストレスについて

　イメージとして「ストレスは何となく身体に悪そうだ」と思う人は多いと思います。仕事や家庭で、大なり小なりストレスを感じることはあるのではないでしょうか。とくにここでは、糖尿病に関連するストレスについて触れたいと思います。

　糖尿病といえば、毎日欠かすことのできない食事が大きく血糖値に関与しますが、食事をするたびに血糖値が気にかかっていては、ストレスがたまると思います。食事の内容や食べた量によって血糖値が高くなることはありますが、糖尿病があるので当然の結果ではあります。それらを調整するために、必要な人は飲み薬やインスリン製剤を使っており、定期受診の際に医療者は、その治療が個々の患者にマッチしているかどうかをみています。

　みなさんは、自身の生活のなかでできることを試してみてはどうでしょうか。たとえば血糖測定を行っている人は、ご飯を150g食べたときと200g食べたときに、どの程度血糖値が違うのかをチェックしてみるとよいかと思います。また、インスリン製剤の量を自己調整している人は、ふだんより食欲がないときにインスリン製剤の量をどの程度減らすと低血糖にならずに済むかを知っているとよいでしょう。糖尿病をうまくコントロールできるような工夫ができるとよいと思います。

　しかし、糖尿病であること自体、あるいは食べることや身体を動かすことなどが過度に精神的な負担となっている場合もある

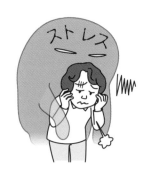

ストレスは一人で抱え込まず、信頼できる人に相談を！

と思います。そのときはまず、話しやすい身近な人や医療スタッフに相談してみましょう。

提案13：医療者との関係

定期受診に行ったとき、医師や医療スタッフとどのような話をしたことがあるでしょうか。忙しそうにしているので話しかけにくいかもしれませんが、たとえば、診察の際に医師から説明を受けたことでわからないことなどがあれば、気軽に医療スタッフに尋ねてみてください。医療者は、疑問を投げかけられると、説明が足りなかった点があきらかとなるので、あらためて説明しやすくなります。

糖尿病専門の病院では、糖尿病を専門とする医療スタッフがチームとなって活動していることも多いので、スタッフの職種にこだわらず、まずは話しやすい人に声をかけてください。

提案14：定期通院の重要性

糖尿病は自覚症状がない場合が多く、また自覚症状がある場合でも、それ

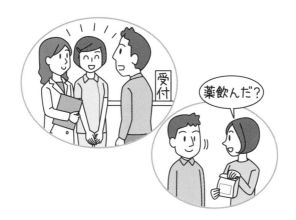

定期受診している病院や薬局のスタッフ、一緒に暮らす家族、職場の同僚など、あなたのことを気にかけたりサポートしている人はたくさんいるはず！

第5章

が糖尿病と関係があると気づくことはむずかしいのではないかと思います。1ヵ月に1回程度の定期受診をしている人が多いと思いますが、受診時に測定したヘモグロビンA1c（HbA1c）や尿検査の結果などを参考に、食事や運動、薬の効果について、医師や医療スタッフと話をすることは、血糖値をコントロールするうえで参考になります。医療機関によっても違いはあると思いますが、話をするときには、前回の診察後から変わったことや生活の様子を教えてもらえると助かります。

　たとえば、「仕事が忙しくて時間がとれず、運動ができなかった結果、血糖コントロールが乱れてしまった」という人がいるとします。すると、その忙しさがしばらく続くのかどうかが、治療の変更をするかどうかの判断材料になります。

　その人の生活パターンによって、治療や運動、食事療法などを工夫することはできると思います。定期受診の際は、生活状況に変化がないか、あるとすればどのように変化したのかを話すようにしてみてください。

提案15：家族や身近な人のサポート

　みなさんの周りには、サポートしてくれる人がいるでしょうか。

　糖尿病に関連したサポートは多岐にわたり、食事をつくってくれる、血糖測定やインスリン注射を本人に代わって行ってくれるなど、大切な役割を担ってくれるケースもあります。ほかにも、身体を気づかって声をかけてくれるなど、いろいろなサポートがあります。なかには口うるさくいわれるようなこともあるかもしれませんが、いずれもあなたのことを気にかけてくれているからこそだと思います。たまには感謝の言葉を伝えてみるとよいかもしれませんよ。

提案16：体重管理のコツ

　体重管理で大切なことの一つに、毎日きちんと体重測定を行うことがあります。さらに記録することも役立ちます。体重が増えてくると、体重計に乗りたくなくなるという経験をした人もいると思います。しかし、毎日の体重

測定が習慣化すると、少し増えたところで早めにもとの体重に戻しやすくなります。そのため、ある程度の増減はあっても、大幅に減らすことがたいへんだという状況になりづらくなります。

可能であれば、起床時に体重を測るようにして、ほかの時間帯も可能な範囲で測り、記録もつけるようにしましょう。

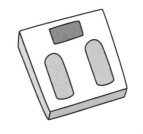

定期的に体重測定をしよう。

提案17：フットケアについて

糖尿病と足には、どのような関係があるのでしょうか。「そんな話は聞いたことがない」という人もいるかもしれません。

糖尿病の代表的な合併症のなかに「神経障害」があり、足の感覚が鈍くなることで、痛みや熱さを感じにくくなります。そのような状態では、足にけがをしても気づかず、状況が悪化してから病院を受診するというケースはめずらしくありません。やけどや白癬（水虫）など、ささいな足の異常が思わ

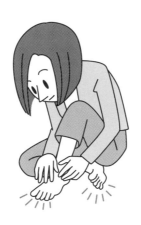

「フットケア」というと身構えてしまうかもしれないが、毎日足を清潔にし、見て触る、気にかけることが「糖尿病のフットケア」だ。

ぬ事態に至ることもあります。そのため、足を見ることや触ること、清潔にしておくことなど、自分でできることからはじめてください。また、足に異常を感じたら「これくらいは大丈夫」と放っておかず、早めに医療者に相談するようにしましょう。

提案18：眼科受診の重要性

「糖尿病です」といわれてから、定期的に眼底検査を受けているでしょうか？「今は見えにくくなっていないので大丈夫」と思うかもしれませんが、糖尿病の合併症である網膜症は、視力に関係なく異常が起こりはじめます。そのため、年に1回を目安に眼底検査を受けましょう。

とくに血糖コントロールが不安定な人で、最近眼科にかかった覚えがない人は、早めに診てもらうことをおすすめします。

提案19：口腔ケアの重要性

糖尿病と歯周病・虫歯は互いに関係があります。歯周病や虫歯は血糖コン

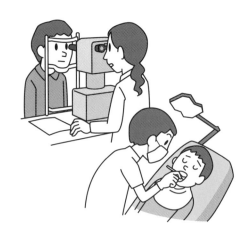

高血糖の人、糖尿病の人は定期的な眼科受診や歯科受診も重要。
受診の結果は糖尿病の医療スタッフにも伝えよう。

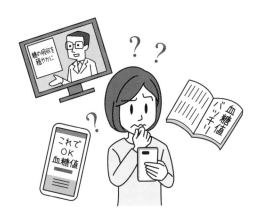

糖尿病に関する情報は無数にあり、正しいかどうか迷うことも多い。

トロールに影響をおよぼし、さらに血糖コントロールの悪化が歯周病を進行させる要因ともなるのです。

　歯みがきをはじめとした日ごろの口腔ケアが大切で、定期的に歯科で口腔内をチェックしてもらうこともおすすめです。すでに虫歯や歯ぐきの腫れ、口臭などのトラブルがある人は、早めに歯科で診てもらうようにしましょう。

　歯周病の疑いがあるかどうかは、日本口腔保健協会のホームページなどでセルフチェックできます（歯周病チェックリスト：https://jfohp.or.jp/info/2020/5515/歯周病チェック-2）。

提案20：糖尿病に関する正しい情報について

　今やインターネットやテレビ、SNSなどには糖尿病に関する情報があふれています。それらの情報が正しいかどうかを判断するのは簡単ではありません。「糖尿病が治る」あるいは「血糖値が下がる」という見出しは興味をそそられますが、内容をうのみにするのではなく、そこで得た情報が正しいかどうかについて、医療スタッフに尋ねてみるとよいと思います。

　それらの情報について思ったことや、やってみようと思ったことがあれば、受診時に尋ねるようにしましょう。身体に害がないものであることはもちろ

んのこと、みなさんにとってよいものであることがわかれば、ぜひ参考にしてください。ただし、なかには誤った情報や解釈により、血糖コントロールを乱すケースもあります。「手軽さ」などに惑わされないよう注意しましょう。

（水野美華）

引用・参考文献

1） Ishii, H. et al. An exploration of barriers to insulin initiation for physicians in Japan : findings from the Diabetes Attitudes, Wishes And Needs（DAWN）JAPAN study. PLoS One. 7（6）, 2012, e36361.

2） 朝倉俊成ほか. 高温環境下でのインスリン製剤の保管に関する提案. くすりと糖尿病. 9（1）, 2020, 104-13.

3） 日本糖尿病学会. GLP-1受容体作動薬適応外使用に関する日本糖尿病学会の見解.（http://www.jds.or.jp/modules/important/index.php?content_id=191, 2022年6月閲覧）.

4） 消費者庁. 食品表示企画：食品表示制度が消費者の食卓を守ります.（https://www.caa.go.jp/policies/policy/food_labeling/, 2022年6月閲覧）.

5） 細井雅之編. 糖尿病の？（ハテナ）がわかる！ イラストBOOK：「あなた糖尿病ですよ」と告げられたら. 大阪, メディカ出版, 2022, 128p.

6） 細井雅之編. 最高で最強の糖尿病患者説明シート57：ダウンロードで今すぐ使える！ 初診・再診・重症化予防の3ステップ. 糖尿病ケア2021年春季増刊. 大阪, メディカ出版, 2021, 272p.

7） 医療経済研究機構. 政府管掌健康保険における医療費等に関する調査研究［研究要旨］. 2004.

8） Sakamoto, R. et al. Association of usual sleep quality and glycemic control in type 2 diabetes in Japanese : A cross sectional study. Sleep and Food Registry in Kanagawa（SOREKA）. PLoS One. 13（1）, 2018, e0191771.

9） 日本歯周病学会編. 糖尿病患者に対する歯周治療ガイドライン. 改訂第2版.（https://www.perio.jp/publication/upload_file/guideline_diabetes.pdf, 2022年6月閲覧）.

第 **6** 章

医療者の気持ちも
知っておこう

1 医療者は「あなたの敵」ではありません

糖尿病にかかわる医療者はどのように考えてきたのか

　今まで、糖尿病について、そしてその付き合い方について話してきました。最後に、糖尿病にかかわる医療者の気持ちについて話したいと思います。

　糖尿病の医療は、長年「患者と家族を教育すること」といわれていました。医療者はそのように教育されてきたのです。糖尿病の患者がうまく行動できないのは、そして家族がサポートできないのは知識が足りないからだと考えられていました。そのため私たち医療者は「糖尿病の知識をわかりやすく伝えることが必要だ」と考えてきました。これは「KAPモデル」といわれています（図1）[1]。

　私たちは、新しく進化する糖尿病の治療に対応できるように学習をし、患者と家族にわかりやすく伝えることができるようにします。病院やクリニックなどの施設に教育入院や糖尿病教室のプログラムがあるのはそのためです。しかし、それだけでは実行できない、実行しにくいということは患者と家族がいちばんわかっています。患者と家族には生活があり、糖尿病のことを第一に優先させて生きるわけにはいかないからです。糖尿病の療養のために生きているわけではないのです。

　しかし、医療者の考えはなかなかうまく切り替えができていないことも多く、残念なことに「『糖尿病』という病気をもったのだから、病気を優先させて生活すべきだ」と考える医療者はまだたくさんいます。それが、患者と家族につらく悲しい思いをさせていることも事実です。

「医療者は、患者や家族と一緒に考え、 彼らを支えないといけない」

　あるとき、医療者は気づきました。糖尿病の教育をして知識をもてば、うまくやっていける患者と家族はいるのですが、どうしてもうまくいかない患

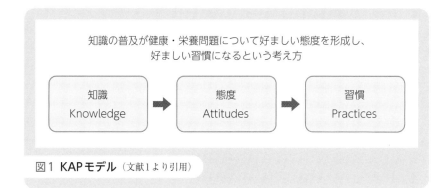

知識の普及が健康・栄養問題について好ましい態度を形成し、
好ましい習慣になるという考え方

知識
Knowledge

態度
Attitudes

習慣
Practices

図1 KAPモデル（文献1より引用）

者がいることにです。何度も教育入院をしてもらいました。何十回と教育入
院をさせられた患者もいます。けれど、何度教育を受けても、「知ること」と
「実行すること」は違うので効果が上がらないのです。

　「患者と家族と一緒に方法を考えないといけないのだ。そして、ともすれば
くじけそうな気持ちを支えないといけないのだ」ということに、やっと気づ
いたのです。それは「学習援助型アプローチ」[2] というものです。「患者の気
持ちの理解につとめ、個別に対応したアプローチを行っていく」[2] というこ
とです。患者はいいます。「こんな教科書どおりの生活ができれば、私の血糖
値はよくなります。でもそれができないから困っているのです」と。そうで
す、そのとおりです。ある程度、生活状況や環境、心理状態やサポートする
人を把握しなければ一緒に作戦は立てられないですし、生活状況や環境、心
理状態を話してもらえる関係性がなければ作戦は立てられないのです。

その人に合った継続しやすい方法を一緒に考える

　医療者は、自身が病気をもっているとは限りません。糖尿病は慢性疾患で、
亡くなるまで続く病気です。そのつらさを考える想像力の欠如があるのでは
ないかと思います。ダイエット一つとってみても、継続するのはむずかしい
ものです。学生時代の勉強一つとってみても、人からいわれ、怒られてする
のは身につきません。

たくさんある情報のなかから、自分が選択し、できることを考える。その方法がだめでも仕切りなおすことができる。それが慢性疾患である糖尿病との付き合い方です。「その人に合った継続しやすい方法を一緒に考える。できるだけ負担の少ない方法で、よい結果を手に入れて合併症を進ませない手伝いをしたい」それが糖尿病を専門とする医療者の気持ちです。

　ただ、先に話したように、まだまだ「知識を提供することのみが重要だ」という認識で止まっている医療者もたくさんいます。知識を得ることだけで生活を変えることができればもちろんよいのですが、合わなければ自分に合う施設、あるいは医療者を探すのも一つです。患者と家族の選択です。

（肥後直子）

2 先生に話しにくいことは、ほかのスタッフに話してもOKです

診察中になかなか自分の話はしにくいですが……

　診察の待ち時間が長い病院やクリニックは多いです。そのため、自分の診察の時間になっても、医師と長く話すことに気が引ける人は多いのではないかと思います。「変わりがないといえば変わりがないしな……。ほかの人も待っているし」と考え、話を控えることが常なのではないでしょうか。また、「病気には直接関係がないし……」と話題を選んだりもします。さらには「医師に話すにはハードルが高いけれど、誰か医師に伝えてくれないかな」と思うこともあると思います。

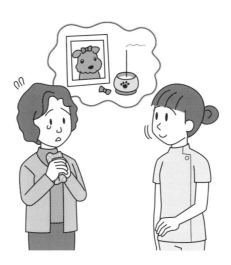

生活の変化やストレスも血糖値に影響する。「病気には直接関係がない」
と思わずに、気軽に医療者に伝えてほしい。

生活のささいなことでも、医療者に教えてください

　先ほど少し触れましたが、自分に合う話しやすい医療者をみつけることはよい方法だと思います。そもそも、糖尿病の療養は生活に密着しています。介護やハードな仕事といったストレスも血糖値に影響します。

　本来、医療者は患者のいろいろなことを知っておきたいと思っています。「家族同様のペットが亡くなって、今は何をする気もしないこと」や「息子が大学受験に合格したので、いったん心配ごとは減ったこと」や「同居している義母の認知症が進んで、主婦である自分１人に負担がかかっていること」などを、薬剤指導の薬剤師に、リハビリテーションの理学療法士に、予約票を渡してくれた看護師に、少し伝えるだけでも情報の共有になります。カルテは共有していますし、とくに伝えないといけない至急の情報は、メモにして医師に伝えたりしています。

「薬が余っているのですが……」

　よくあるのはこのようなエピソードです。

> 調剤薬局に行った患者が薬剤師に「本当はお昼の薬が１ヵ月分余っている。でも先生（医師）には、『きちんと飲まない患者だ』と思われるのが嫌で話していないんだ。だから今回は、昼の薬を出さないでもらえないかな？」と話します。事情がよくわかった調剤薬局の薬剤師は、病院の医師に電話をして尋ねます。医師は「診察のときに相談してくれたらよいのにな」と思いつつ、１ヵ月分、昼の薬を出すことを止める指示を出しました。

　この例にはさまざまな問題が含まれています。まず、薬の処方の仕方をあらためて考えることができます。昼の薬を忘れてしまったり、飲みにくい状況があることを診察前に伝えられていれば、医師は状況を聞いて調整できるということです。また、薬を飲む時間を昼から夕方に変更できないかや、あるいはほかの薬に変えることも話し合えるかもしれません。

　余っている薬についても、経済的な事情を考えて単純に今回は昼の薬を出

さないという処方をすることができますし、災害などの非常時を考えて、余った薬はそのまま持っておこうという話し合いになったかもしれません。

　じつは、医療者に本当のことがいえずに、飲めなかったり注射できなかった薬が多量に余っている場合は非常に多いのです。これは一つの例ですが、どのようなことでも誰かに相談してみてください。すぐに解決できない話でも、情報を共有しておくことは後に役に立ちます。誰かがあなたの役に立つことを覚えておいてください。

（肥後直子）

3 糖尿病の「スティグマ」と「アドボカシー」って何?

糖尿病の「スティグマ」

　糖尿病に関する「スティグマ(stigma)」という言葉を聞いたことがありますか? 糖尿病のスティグマとは「糖尿病に対する社会からの差別と偏見が、糖尿病患者に社会的・経済的不利益を与え、糖尿病患者自身の社会的地位と自尊感情を著しく損なっていること」[3]とされています。

　もしかしたら、あなたも感じたことがあるかもしれません。「職場や学校の友人には話していない」「昇進に影響するかもしれない」「自己管理のできていない人だと思われるのではないか」など、いろいろな不安や心配を抱えながら生活をしている人も多いと思います。

　日本糖尿病学会および日本糖尿病協会は、2020年より「糖尿病治療の目標」の図に「スティグマ」を加えました(図2)[4]。社会的不利益やいわれのない差別から患者を守るという強い意志の表れです。また、国全体を変えていくという気持ちの表れでもあります。

　しかし、すぐに変わったりはしません。日常の生活の小さなことにも、病気にまつわるちょっとした苦しみやつらさがあります。周りの人に告知するもしないも、患者と家族の選択です。私たち医療者は、その決定を支持したいと思います。生きやすいようにサポートしたいと考えています。

糖尿病の「アドボカシー」

　日本糖尿病学会と日本糖尿病協会は、「糖尿病をとりまくスティグマの重大な悪影響を改めて認識し、それを取り除くことで糖尿病であることを隠さずにいられる社会を作ることを目指す」[4]と宣言しています。この活動は「アドボカシー(advocacy)活動」といわれています。

　たとえばこんなエピソードがあります。

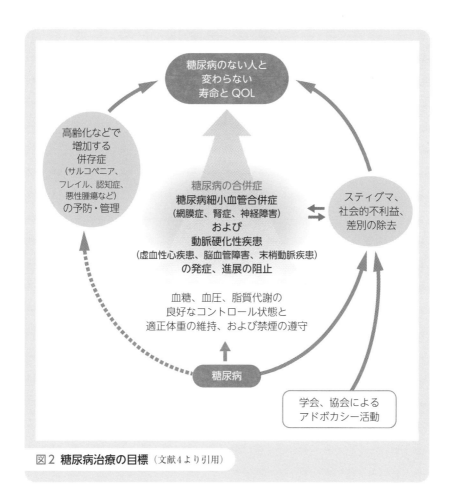

図2 **糖尿病治療の目標**（文献4より引用）

50歳代の男性会社員Bさんは、糖尿病だと診断されました。会社には話していません。「なんとなく、生活習慣が悪いから糖尿病になったという目で見られるのが嫌だと思ったから」とBさんはいいました。「新型コロナウイルス感染症の影響で、今でこそ食事会や飲み会は減りましたが、会の誘いを断らずに上手に飲み食いするのはむずかしかった」とBさんは話します。

　「本当にそうだろう」と私たち医療者は想像します。"Bさんは仕事をしな

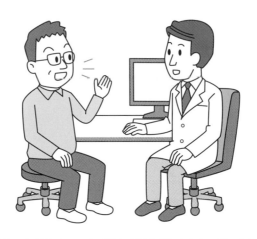

できない理由や気持ちをそのまま話せる医療者との出会いが、あなたを救う。

がら、仕事の付き合いの機会のたびに選択をしながら考えてきた人"だという
こと、まずは医療者がそれを知っていることが、何かよいことにつながる
のではないか、そのような思いでいます。

医療者が患者にレッテルを貼ることも……

　最後に恐ろしい話をします。医療者が患者にレッテルを貼る場合があると
いうことです。「血糖のコントロールがよくならないのは、食事療法がきちん
とできていないからだ」「処方した薬がきちんと飲めていないに違いない」「ど
うせできない患者だ」このようなことです。思いあたることはありますか？

Cさんは、家ではやさしいお母さんです。パートで働いているスーパーで
は、パートのリーダーとして信頼され、仕事を任されています。趣味のフ
ラメンコ教室では筋がよいと先生に褒められます。けれど、病院ではCさ
んは糖尿病に関連する指標であるHbA1cや体重だけで評価されます。「こ
んなに悪い値が続けば、合併症になりますよ」といわれます。「医療者は、
私の一部の面だけを切り取ってみるのだな」とCさんは思います。糖尿病

である自分を脱ぎ捨ててしまいたくなります。それだけでみないでほしいと強く思います。

　これが治療中断やドクターショッピング（受診する病院を次々と変えること）につながります。また、糖尿病にきちんと向き合えない人をつくったりもします。

　「できない」には理由があります。できない理由や感情を話し合うことが大切です。先にも述べましたが、誰でもよい、そのままを話せる人がいることがあなたを救います。そのような医療者をみつけてほしいと思います。

（肥後直子）

4 血糖のことを毎日考えることに疲れたあなたへ

　最後に、糖尿病のことを毎日考えることに疲れたあなたと、あなたの家族
にお伝えします。

家族のみなさんへ：「糖尿病警察」にならないで！

　まずはあなたの家族に向けてです。家族は、家のなかの誰かが糖尿病にな
ると心配をします。心配のあまり、注意をします。たとえば「そんなに食べ
てよいの？」や「運動しなくてよいの？」「また、アイスクリームを食べて！」
とか、そのような言葉をかけます。これは「糖尿病警察」といわれています。
いけない行動を取り締まるのです。近しい関係性であるがゆえの率直な言葉
でもありますし、そうすることが自分たちの役割だと思っています。

　しかし、そのような言葉がけは、あまり効果がないばかりか、喧嘩になっ
てしまうことも多いのです。患者にしても「そんなことは自分がいちばんよ
くわかっている。放っておいてくれ」という感情でしょうか。

　いちばんよいのは、糖尿病のコントロールに対してよい行動をしたときに
は強調して賞賛し、よくないときには何もいわないということです。たとえ
ば散歩に出た父親に、「最近ずっと散歩に行っているね。すごいよ」と娘が声
をかけるとか、「お酒を減らしているね。えらいわ」と妻が夫にいうなどで
す。そして、ご飯をたくさん食べてしまったときや、お菓子をたくさん食べ
ているときは目をつぶることです。これはいちばん効果がありますし、家族
内でトラブルにならないので、よい関係も保てます。おすすめです。

あなたへ：時には自分を癒やしてください

　そしてあなたへです。筆者は、血糖値を24時間測るモニターを14日間つけ
る体験をしたことがあります。何を食べたらどのくらい血糖が上がるかがお
もしろく、頻回に血糖値を見ながら実験をしました。その結果は非常に興味
深いものでした。

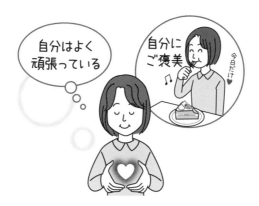

ご褒美デーをつくったり、自分を褒める日をつくって、自分を癒やそう。

　しかし、たった14日間であっても、1回1回の食事に対して、そして間食に対して、いちいち「血糖がどうなるか」を考えなければなりませんでした。あなたはそれが一生続きます。「何もなかった普通の生活が、どんなにすばらしく幸せだったことか」としみじみ思うかもしれません。「今後一生、何も考えずに好きなときに好きなものを食べる、好きな行動をとることはないのか」と切なくなるかもしれません。

　時には「何も考えないで自由にする日をつくってもよいではないですか」と思います。1型糖尿病の人にインスリン製剤を打たなくてよいとはいえないのですが、自由になんでも食べてよい日はつくれます。これは、2型糖尿病の人にも同じことがいえます。糖尿病は、食べることで血糖値が上がりすぎる病気です。もちろん「自由な日をつくって血糖値が乱れることがストレスだ」と話す人もいます。これは人によってさまざまです。ご褒美デーをつくったり、「私はよくやっている」と自分を褒める日をつくって、自分を癒やしてください。

　あなたが「自分に合う癒やし方」をみつけることができることを願っています。

（肥後直子）

引用・参考文献

1) 厚生労働省. 特定保健指導の実践的指導実施者研修教材について.（https://www.mhlw.go.jp/bunya/shakaihosho/iryouseido01/info03k.html, 2022年6月閲覧）.
2) 安酸史子. "学習援助型アプローチ：患者主体のかかわり方に徹する". 糖尿病患者のセルフマネジメント教育：エンパワメントと自己効力. 改訂3版. 大阪, メディカ出版, 2021, 162-6.
3) 田中永昭ほか. スティグマとアドボカシー. 医学のあゆみ. 276 (5), 2021, 328-33.
4) 日本糖尿病学会編. "治療：治療目標とコントロール指標". 糖尿病治療ガイド2022-2023. 東京, 文光堂, 2022, 31-5.

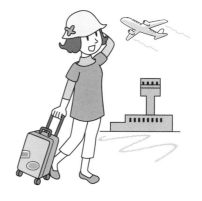

おまけ：昨日よりちょっと「血糖によい」ことを したくなったあなたへ

　ここでは、糖尿病とその治療に関する情報をまとめたホームページをご紹介します。「さらにくわしい情報や最新の情報を知りたい」「糖尿病を専門に診療している病院のことを知りたい」というときに参考にしてください。

●日本糖尿病学会ホームページ
http://www.jds.or.jp/
➡一般の方へ
http://www.jds.or.jp/modules/citizen/index.php?content_id=1
●日本糖尿病協会ホームページ
https://www.nittokyo.or.jp/
●日本糖尿病療養指導士認定機構ホームページ
https://www.cdej.gr.jp/
➡CDEJのいる施設を探す
https://www.cdej.gr.jp/modules/general/index.php?content_id=4
●糖尿病情報センター（国立国際医療研究センター）ホームページ
https://dmic.ncgm.go.jp/
●日本口腔保健協会ホームページ
https://jfohp.or.jp/
➡歯周病チェックリスト
https://jfohp.or.jp/info/2020/5515/歯周病チェック-2
●健康長寿ネット
https://www.tyojyu.or.jp/net/index.html
➡サルコペニア・フレイル
https://www.tyojyu.or.jp/net/byouki/frailty/index.html
➡ロコモティブシンドローム
https://www.tyojyu.or.jp/net/byouki/locomotive-syndrome/index.html
➡糖尿病と合併症（高齢者糖尿病について）
https://www.tyojyu.or.jp/net/byouki/tounyoubyou/index.html
●ロコモONLINE（日本整形外科学会ロコモティブシンドローム予防啓発公式サイト）
https://locomo-joa.jp/
●e-ヘルスネット（厚生労働省 生活習慣病予防のための健康情報サイト）
https://www.e-healthnet.mhlw.go.jp/

※各URLは2022年7月現在のものです。

おわりに：あなたへのメッセージ

大きな道を歩み、あなたの望む場所へ

　本書は、糖尿病の患者さんが、あるいはご家族が、糖尿病についてよりよく理解できるようにとの希望を込めてつくられました。

　メディカ出版の『糖尿病ケアプラス』という専門誌は、糖尿病を専門とする医療者による編集委員会を中心に、糖尿病治療チームの医療スタッフに向けた知識や情報を長年届けてきました。

　そのなかで、「患者さん向けに何かできないか」と考え、わかりやすい本をと企画して仕上がったのが本書です。内容は大道を示し小道によらない構成で考えられています。

　本書を読んでおりますと、東山魁夷画伯の代表作の一つである「道」が思い起こされます。大きな道を歩むことで、自分が希望している場所に行くことが可能になると思われます。

　本書がみなさまのお役に立てば、執筆者一同、望外の喜びです。

せいの内科クリニック 院長／糖尿病ケアプラス編集委員長

清野弘明

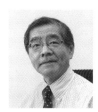

糖尿病のファクトフルネス

みなさんは、『FACTFULNESS（ファクトフルネス）』という本をご存じでしょうか？ 2019年1月に発売後、順調に売れ続け、2020年のビジネス書年間ベストセラー1位を獲得、2021年1月6日時点で累計100万部売れている「世界の教養書」といわれているものです。データや事実にもとづき、思い込みから解放されれば、世界を正しくみるスキルが身につくというものです。

奈良県立医科大学教授の石井均先生が、興味深い症例を『病を引き受けられない人々のケア』（医学書院）に紹介されています。ある病歴の長い糖尿病患者さん。日ごろは経口薬を服用していましたが、外科に入院することがあり、術前にインスリン製剤での血糖コントロールが必要になったそうです。しかし、インスリン製剤を注射しようとした看護師に「インスリンなんか打ったら糖尿病になってしまう！」といい、注射を拒否したそうです。いかに糖尿病が「バーチャル（無自覚、無症状、無意識、他人ごと、現実離れ）」な病気であるかということを示すストーリーだと思います。この患者さんはすでに糖尿病であり、経口薬を服用していても「自分はまだ糖尿病ではない」と信じていたのでしょう。そしてこれは、「インスリン製剤を打つと、膵臓が怠けてだめになる」といった迷信が現代にもあることを示すストーリーです。

本書は、まさしく、糖尿病の世界における「ファクトフルネス」です。ぜひ、血糖値に関する「思い込み」から解放され、世界を正しくみるスキルを身につけていただきたく思います。この本によって、みなさんの不必要な不安や心配が解消され「こころの負担」が少しでも軽くなることを望んでいます。

大阪市立総合医療センター 糖尿病内科 部長／
糖尿病・内分泌センター長／糖尿病ケアプラス編集委員

細井雅之

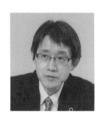

できることから第一歩を踏み出そう

　糖尿病とうまく付き合っていくには、食事と運動が欠かせません。薬が必要な場合もありますが、食事療法と運動療法を行うことで、薬が不要になる場合もあります。また、食事療法と運動療法を実践しないと、服薬してもなかなか改善がみられないことがあります。しかし、患者さんと話をすると、「好きなものが好きなだけ食べられないなんて嫌だ」「薬だけでよくなったらよいのに」といわれることがしばしあります。たしかに、食事を変えたり運動をはじめるなど、今までの生活リズムを変えるには強い意志がないとむずかしいものです。私自身もきちんとした規則正しい生活がずっとできているわけではありません。専門の管理栄養士だってそんなものです。

　だから、できそうなことだけ、できる日だけ、思い出したときだけでもよいと思います。最初はあまり変化がないかもしれません。それでも少しずつ確実に体には影響を与えています。できそうなことだけ、できる日だけ、思い出したときだけでよいので、まずははじめてください。でも、結局それをするのか否かを決めるのは、患者であるあなた次第です。この本が少しでも、その第一歩を踏み出すサポートになれば幸いです。

　そして、周りの家族のサポートも必要です。確かに、家族が好き放題にしていたら、患者さん本人の意欲も保ちにくいでしょう。そのため、家族を含めた対応が必要になると思います。でも、家族が責任をもちすぎないようにもしてください。「夫の糖尿病がよくならないのは私のせいだ」という方に出会うことがありますが、そんなことはありません。どれだけ食べるか、どれだけ動くかを最後に決めているのは患者さん本人なのです。患者と家族、一緒になって食事や運動に取り組みましょう。その架け橋に本書を使ってほしいです。

大阪公立大学医学部附属病院 栄養部 主査／
糖尿病ケアプラス編集委員
藤本浩毅

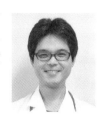

活動的で、これまでと変わらない生活を

患者さんのなかに、糖尿病のことを中心に生活を送っている方は少ないと思います。仕事や家事、趣味、社会活動など忙しい毎日のなかで、今の生活を維持・継続できることはある意味とても重要で、幸せにつながることではないでしょうか。本書により、糖尿病は放っておくと生活の質を脅かすことになりかねないことを知っていただくと同時に、治療によりこれまでと変わらない生活を送ることができることも理解していただきたいです。

私の専門分野である運動について述べますと、一口に運動といっても患者さんによって内容は異なります。ベッド上での運動から競技レベルの運動まで幅広く、日常における生活活動も運動に含まれます。新たな運動にチャレンジすることもよいと思いますが、慣れた活動をあらためて実践していただくことも大切です。

運動とは決して特別なものではありません。そもそも人間は動いてこそ健康が保てるということを認識し、活動的な生活を送ってほしいと思います。

公立豊岡病院組合立豊岡病院 リハビリテーション技術科 副科長／
糖尿病ケアプラス編集委員

井垣誠

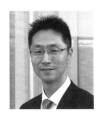

血糖値を健康や治療に上手に活用してほしい

　昔、血糖値は病院でしかわからないものでした。1970年代になって簡易血糖測定器が発売されましたが、非常に高価で一般の患者さんが購入できるものではありませんでした。しかし現在では、本体と穿刺器具のセットで5,000～10,000円程度で購入可能となり、インスリンなどの注射製剤を使用していれば、基本的に病院から貸与されます。簡易血糖測定器がなかった時代は、血糖値がわからないという不安を抱えながらインスリンを注射していたと思います。それが比較的安価で簡便に自宅で測定可能となったことは、すばらしい医療技術の進歩だと考えます。

　本来、血糖測定は、患者さんが食事・運動に加えて薬物治療を行うなかで、低血糖・高血糖になっていないかを確認する支援アイテムです。また、患者さんが毎日苦労して測定した血糖値を、医療者が治療にいかすためのアイテムのはずです。それがいつの間にか患者さんの糖尿病治療成績データのようになってしまい、医療者は血糖値が記録された「自己管理ノート」を見て、血糖値が高いことを「血糖コントロールができていない」と決めつけてしまうことがあります。そのため、患者さんのなかには「血糖値が高いと医療者に叱られる」と考え、低めの値を記入したり測定を中断したりする事例も報告されています。しかし最近では、そのことが医療者側の「スティグマ」と指摘されるようになり、見直すことが求められています。

　血糖測定は、薬局などで血糖値が高めではないかを調べたり、患者さんが薬剤・食事・運動のバランスを含めた治療状況を確認したりするものです。たとえば、血糖値が高かった場合でもその原因が何だったのかを確認し、今後の対応につなげることが重要なのです。みなさんも「血糖値」を上手に健康や治療に活用していただければ幸いです。

名鉄病院 薬剤部長／糖尿病ケアプラス編集委員

武藤達也

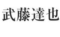
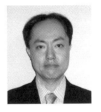

無理のない、自分に合った方法で糖尿病と付き合っていく

　糖尿病との付き合いは長きにわたり続きます。薬さえ飲んでいれば大丈夫というわけにはいかず、食事療法や運動療法を行い、自己管理していく必要があります。

　これらを継続していくうえで大切なことは、無理なくできることを、日常生活のなかに組み込んでいくことだと思っています。まずは現状の食生活や運動習慣の見直しが必要なのかどうかを検討することからはじめて、見直しが必要な場合は、少しずつ修正していきます。たとえば、1日の食事摂取量が多い場合は、朝食もしくは昼食、夕食のうち、まずは夕食のみの食事内容を調整することからはじめてみるといった具合に、目標をしぼって実施していくとよいでしょう。継続していくためには、高い目標を掲げるのではなく、自分に合った実行可能な方法をつくりあげていくつもりで取り組むことが望ましいといえます。

　また、それらを検討する際には、家族や医療者の協力を得ることで、客観的な評価ができたり、必要に応じて薬物療法による調整ができるなどのメリットがあります。そのため、周囲の人も交えて検討することをおすすめします。

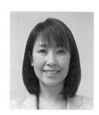

原内科クリニック／京都大学大学院医学研究科／
糖尿病看護特定認定看護師／糖尿病ケアプラス編集委員

水野美華

忘れられない患者さんとのエピソード

　以前に患者さんと面談をしていたときの話です。60歳代女性のその患者さんは、近くの発達障害児の施設にボランティアに行っていると話していました。「どのようなことをするのですか？」と尋ねると、一緒に卓球をしたりして遊ぶと話してくれました。

　「私は卓球が上手ではないけれど、下手でも参加すると彼らはとても喜んでくれるの。そして『こうしたらうまくなるよ』『こんなふうにしたらよいよ』と教えてくれる。きっと彼らは、人に教えられたり指導されたりすることがとても多い日々を送っているから、人に何かを教えるのは彼らの喜びなのだと思う。私が卓球が下手でも、私に説明したりアドバイスしたりすることは、彼らの『人の役に立つ』という喜びや自信につながっているの。そこに、私のいる意味があるのよ」

　この患者さんの言葉は、深い意味とともに私の心に沁みましたし、そのように考えることができる患者さんをすばらしいと思いました。そして、面談をする場面が多い私の戒めにもなりました。療養支援と療養指導の違いにも似ていますね。

京都府立医科大学附属病院 看護部 糖尿病看護認定看護師／
糖尿病ケアプラス編集委員

肥後直子

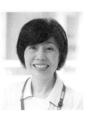

索引

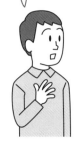
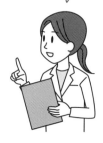

糖尿病や治療について、
もっといろいろ
知りたいのですが…

それでしたら、
右のページの本も
おすすめですよ！

新刊

「あなた糖尿病ですよ」と告げられたら
糖尿病の？（ハテナ）がわかる！
イラストBOOK

試し読みが
できます！

メディカ出版 オンラインストア

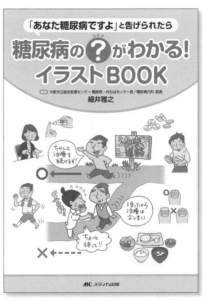

大阪市立総合医療センター 糖尿病・内分泌センター長／
糖尿病内科 部長　**細井 雅之** 編著

健康診断で「血糖値が高い」「糖尿病である」と言われたら、あなたはどうする？ 糖尿病は何年にもわたって症状が現れないこともある病気だが、早く治療をはじめることで未来は大きく変わる。本書では、すぐに取り組みたい食生活の改善と、日常的な運動の継続をわかりやすくイラストで紹介する。糖尿病薬の注意点や検査値の意味など、患者・家族の疑問を解決する一冊。

定価2,640円（本体＋税10%）　B5判／128頁　ISBN978-4-8404-7827-4

内容

第1章　糖尿病の診断・検査の？（ハテナ）がわかる！
1　糖尿病ってどんな病気？
2　「血糖値」って何？
3　どうして糖尿病になるの？
4　糖尿病にはどんな種類があるの？
5　インスリンとインクレチンって何？〜糖尿病にまつわるホルモン〜　ほか

第2章　糖尿病のリスク・合併症の？（ハテナ）がわかる！
1　「糖尿病の合併症」ってどんなもの？
2　糖尿病神経障害「見える化」
3　糖尿病網膜症「見える化」
4　糖尿病患者さんの白内障と緑内障
5　糖尿病腎症「見える化」　ほか

第3章　糖尿病の食事の？（ハテナ）がわかる！
1　食事療法、これだけすれば大丈夫！
2　「水を飲んでも太るんです」どうすればよいの？
3　知ってるようで意外と知らない？炭水化物って何？
4　話題の炭水化物制限、どこまでならよいの？
5　糖尿病だけど、外食してもいいの？　ほか

第4章　糖尿病の運動の？（ハテナ）がわかる！
1　運動療法をまずはやってみよう！
2　運動療法、5W1H
3　運動療法を継続できるコツ
4　忙しくても、家でもできる運動療法

第5章　糖尿病の薬の？（ハテナ）がわかる！
1　糖尿病薬10種類の違いは？どうして薬が必要なの？
2　薬を飲むときの注意点を教えて！
3　飲み薬はどうすれば減らせるの？インスリン注射はやめられるの？
4　糖尿病の注射薬にも違いがあるの？
5　血糖値はどうすればわかる？測定するのはいつ？CGMって何？　ほか

すべての医療従事者を応援します **MC メディカ出版**

血糖値について気になることを
言われた人やその家族に
落ち着いて読んでほしい本
―「ちょっと血糖が高いね」から
　　「糖尿病です」まで

2022年9月1日発行　第1版第1刷©

編　集　糖尿病ケアプラス編集委員会

発行者　長谷川 翔

発行所　株式会社メディカ出版
　　　　〒532-8588
　　　　大阪市淀川区宮原3-4-30
　　　　ニッセイ新大阪ビル16F
　　　　https://www.medica.co.jp/

編集担当　富園千夏／西川雅子
編集協力　白石あゆみ／芹田雅子
装　　幀　松橋洋子
本文イラスト　福井典子
組　　版　稲田みゆき
印刷・製本　株式会社シナノ パブリッシング プレス

本書の複製権・翻訳権・翻案権・上映権・譲渡権・公衆送信権
（送信可能化権を含む）は、（株）メディカ出版が保有します。

ISBN978-4-8404-7890-8　　Printed and bound in Japan

当社出版物に関する各種お問い合わせ先（受付時間：平日9：00〜17：00）
●編集内容については、編集局 06-6398-5048
●ご注文・不良品（乱丁・落丁）については、お客様センター 0120-276-115